SPRINGER-VERLAG · BERLIN · GÖTTINGEN · HEIDELBERG

Hefte zur Unfallheilkunde

Zuletzt erschienen

Heft 58: **Experimentelle Grundlagen für den Aufbau einer neuen Knochenbank.** Von Dr. med. ARMIN BAUERMEISTER. Mit einem Geleitwort von Professor Dr. R. Wanke, Direktor der Chirurgischen Universitätsklinik Kiel. Mit 60 Abbildungen. IX, 145 Seiten Gr.-8°. 1958. DM 29,60

Heft 59: **Zerreißung des äußeren und inneren Knieseitenbandes.** Behandlungsergebnisse von 1211 röntgenologisch nachgewiesenen und mit Hollerithkarten verarbeiteten Fällen. Von Dr. ERICH JONASCH aus dem Arbeitsunfallkrankenhaus Wien XX der AUVA (Leiter: Professor Dr. L. BÖHLER). Mit 57 Abbildungen. VIII, 88 Seiten Gr.-8°. 1958. DM 18,60

Heft 60: **Verhandlungen der Deutschen Gesellschaft für Unfallheilkunde, Versicherungs-, Versorgungs- und Verkehrsmedizin. XXII. Tagung am 22. und 23. Mai 1958 in Kiel.** Im Auftrage des Vorstandes herausgegeben von Professor Dr. R. HERGET, Essen. Mit 51 Abbildungen im Text. IV, 175 Seiten Gr.-8°. 1959. DM 32,40

Heft 61: **Zur Frage der unfall- und berufsbedingten Sehnenscheidentuberkulose.** Von Professor Dr. med. T. BURCKHART, Chirurgische Universitätsklinik Mainz (Direktor: Professor Dr. G. BRANDT). Mit 2 Abbildungen. IV, 24 Seiten Gr.-8°. 1959. DM 5,—

Heft 62: **Verhandlungen der Deutschen Gesellschaft für Unfallheilkunde, Versicherungs-, Versorgungs- und Verkehrsmedizin. XXIII. Tagung am 7. und 8. Mai 1959 in Berlin.** Im Auftrage des Vorstandes herausgegeben von Professor Dr. R. HERGET, Essen. Mit 77 Abbildungen im Text. IV, 224 Seiten Gr.-8°. 1960. DM 37,60

Heft 63: **Die Begutachtung der traumatischen Leistenbrüche.** Von Dr. med. H. GUMRICH und Dr. med. M. FÄRBER, Chirurgische Universitätsklinik Tübingen. Mit 2 Abbildungen. IV, 40 Seiten Gr.-8°. 1960. DM 8,80

Heft 64: **Die stumpfen Bauchverletzungen. Ihre Erkennung, Behandlung und Begutachtung.** Von Dr. med. habil. WERNER GEISTHÖVEL, Chefarzt der Chirurgischen Abteilung des St. Bernwards-Krankenhauses Hildesheim, und Dr. med. RUPERT ZIMMERMANN, Assistent der Klinik. IV, 85 Seiten Gr.-8°. 1960. DM 17,60

Die Abonnenten der „Monatsschrift für Unfallheilkunde" erhalten die „Hefte zur Unfallheilkunde" zu einem gegenüber dem Ladenpreis um 20% ermäßigten Vorzugspreis.

HEFTE ZUR UNFALLHEILKUNDE

BEIHEFTE ZUR „MONATSSCHRIFT FÜR UNFALLHEILKUNDE
UND VERSICHERUNGSMEDIZIN"

HERAUSGEGEBEN VON PROF. DR. A. HÜBNER, BERLIN

HEFT 65

OPERIERTE GESCHLOSSENE INTRAPERITONEALE ORGANVERLETZUNGEN

(SOGEN. STUMPFE BAUCHVERLETZUNGEN)

ERFAHRUNGSBERICHTE AUS DEN ÖSTERREICHISCHEN UNFALLKRANKENHÄUSERN ÜBER 383 FÄLLE MIT POSITIVEM BEFUND

VON

DR. J. BÖHLER, LINZ · DR. M. GERGEN, GRAZ
DR. B. LEITNER, WIEN · DR. E. LENER, SALZBURG
DR. L. MONSZPART, LINZ · DR. J. POIGENFÜRST, WIEN
DR. H. R. SCHÖNBAUER, WIEN

MIT EINEM GELEITWORT VON
PROF. DR. LORENZ BÖHLER, WIEN

MIT 5 ABBILDUNGEN

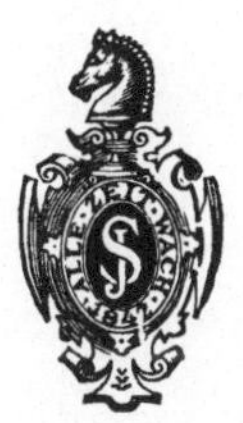

1960

SPRINGER-VERLAG BERLIN HEIDELBERG GMBH

© by Springer-Verlag Berlin Heidelberg 1960
Ursprünglich erschienen bei Springer-Verlag OHG, Berlin · Göttingen · Heidelberg 1960

ISBN 978-3-662-26887-2   ISBN 978-3-662-28354-7 (eBook)
DOI 10.1007/978-3-662-28354-7

Inhaltsverzeichnis

Seite

Geleitwort. Von Lorenz Böhler 1

Einleitung zu den Behandlungsergebnissen der stumpfen intraperitonealen Bauchverletzungen. Von Johannes Poigenfürst 3

Behandlungsergebnisse aus dem Arbeitsunfallkrankenhaus Wien XX. Von Johannes Poigenfürst und Heinz Rolf Schönbauer. Mit 4 Abbildungen 6

Häufigkeit der stumpfen Bauchverletzungen und eigenes Verletztengut 6
Entstehung der stumpfen Bauchverletzungen 7
Verletzte Organe 9
    Isolierte Organverletzungen 9
    Kombinierte Organverletzungen 10
    Komplizierte Organverletzungen 11
    Zweizeitige Milzrupturen 12
    Dünndarm-Gekröse-Verletzungen 12
    Zwerchfellverletzungen 13
    Begleitverletzungen des Urogenitales 13
Todesfälle auf Grund der stumpfen Bauchverletzungen 13
Fehler in der Behandlung stumpfer Bauchverletzungen 15
    Gefahren der Alkaloide 15
    Zeitpunkt der Operation 16
Probelaparotomien 16
Sterbend eingelieferte Fälle 17

Behandlungsergebnisse aus dem Arbeitsunfallkrankenhaus Graz. Von Meinhard Gergen. Mit 1 Abbildung 19

Krankengut und Häufigkeit der stumpfen Bauchverletzungen (st.BV.) . . 19
Entstehung und Unfallhergang der stumpfen Bauchverletzungen 20
Verletzungsgrad der stumpfen Bauchverletzungen 21
Anzahl der operierten stumpfen Bauchverletzungen und deren Operationsbefund 21
Verteilung der kombinierten stumpfen Bauchverletzungen 23
Diagnosestellung 29
Probelaparotomien 30
Spätoperationen 32
Einfluß von Medikamenten auf die Diagnosestellung 33
Laborbefunde bei stumpfen Bauchverletzungen 33
Schockbekämpfung bei stumpfen Bauchverletzungen 36
Anaesthesie bei stumpfen Bauchverletzungen 38
Zeit vom Unfall bis zur Operation 38
    a) Zeit vom Unfall bis zur stationären Aufnahme 38
    b) Zeitdauer von der stationären Aufnahme bis zur Operation 39
Altersverteilung der Patienten mit stumpfen Bauchverletzungen 40
Operationstechnik 40
Postoperative Behandlungsdauer der stumpfen Bauchverletzungen . . . 41
Mortalität der stumpfen Bauchverletzungen 41
Schlußfolgerung 43

Inhaltsverzeichnis

Seite

Behandlungsergebnisse aus dem Arbeitsunfallkrankenhaus Linz. Von Jörg
Böhler und Ladislaus Monszpart 47

Nicht operierte Fälle 47
Mit positivem Befund operierte stumpfe Bauchverletzungen 48
Entstehung der Verletzungen 48
Verletzte Organe 48
Todesfälle 48
Prognose der stumpfen Bauchverletzungen 49
Relaparotomien 51
Probelaparotomien 52
Milzrupturen 52
Milzrupturen und Rippenfrakturen 52
Duodenalrupturen 53
Diagnose stumpfer Bauchverletzungen ohne Bauchsymptome 53
Schlußfolgerung 54

Behandlungsergebnisse aus dem Arbeitsunfallkrankenhaus Salzburg. Von
Erwin Lener 55

Verletztengut und Häufigkeit der stumpfen Bauchverletzungen 55
Einteilung 56
Schwere der Verletzung 56
Entstehung der stumpfen Bauchverletzungen 56
Verletzte Organe 57
Nebenverletzungen 57
Zeitpunkt der Operation 57
Todesfälle 58
Probelaparotomien 60
Schlußfolgerung 60

Behandlungsergebnisse aus dem Arbeitsunfallkrankenhaus Wien XII. Von
Baldo Leitner 61

Schwere der Verletzung 62
Entstehung der stumpfen Bauchverletzungen 62
Verletzte Organe 63
Nebenverletzungen 63
Zeitpunkt der Operation 63
Todesfälle 64
Probelaparotomien 65
Gefahren der Alkaloide 67
Behandlungsdauer 67
Renten 67
Schlußfolgerung 68

Zusammenfassende Tabellen A bis F über die Ergebnisse in fünf Unfallkrankenhäusern. Von Johannes Poigenfürst 69

Literatur 72

Geleitwort

Manche sind gegen die Errichtung von Unfallkrankenhäusern, weil sie glauben, daß dort Verletzungen der Bauchhöhle, des Schädels und des Brustkorbs zu Schaden kommen könnten.

Verletzungen der Bauchhöhle. Um diese Befürchtungen zu zerstreuen, habe ich 1948 die in den Jahren 1926 bis 1947 im Unfallkrankenhaus Wien XX operierten 94 stumpfen Bauchverletzungen von SLANY zusammenstellen lassen. Die Ergebnisse konnten sich mit anderen Statistiken messen, wie aus der Tabelle auf S. 5 hervorgeht. Um den Fehler der kleinen Zahl auszuschalten und einen besseren Überblick zu gewinnen, habe ich die Leiter von vier anderen Unfallkrankenhäusern ersucht, ihre Fälle ebenfalls beschreiben zu lassen. Wir überblicken jetzt außer den 94 Fällen von SLANY noch weitere 383 mit positivem Befund operierte stumpfe Bauchverletzungen mit einer Mortalität von 24,8%. Daraus geht hervor, daß die Unfallkrankenhäuser die größte Zahl der bisher veröffentlichten Fälle bei geringster Mortalität haben. Es ist damit der Beweis geliefert, daß die Unfallchirurgen auch stumpfe Bauchverletzungen mit gutem Erfolg behandeln können.

Verletzungen der Schädelhöhle. In den Unfallkrankenhäusern werden jedes Jahr ungefähr 150 Schädel wegen Impressionen, wegen frontobasalen Verletzungen und epiduralen oder subduralen Blutungen trepaniert. Daneben sind über 10000 Gehirnerschütterungen behandelt worden. Über die dabei erzielten Ergebnisse habe ich beim Deutschen Chirurgenkongreß 1954 und beim Deutschen Unfallkongreß 1957 berichtet.

Verletzungen der Brusthöhle geben verhältnismäßig selten Anlaß zu chirurgischem Eingreifen. Folgende Zustände erfordern eine sofortige Operation:

1. Die isoliert imprimierte Thoraxwand; 2. Das Mediastinalemphysem; 3. Der offene Pneumothorax; 4. Die Herztamponade; 5. Die Zweihöhlenverletzung mit Vorfall der Baucheingeweide in die Brusthöhle. Beim Hämatothorax und beim Spannungspneumothorax kommt man gewöhnlich mit Punktionen aus.

Wir behandeln in unseren Unfallkrankenhäusern alle Verletzungen mit Ausnahme der isolierten *Augen-* und *schweren* Kieferverletzungen. Diese schicken wir auf die entsprechenden Kliniken. Wenn aber ein Augen- oder Kieferverletzter gleichzeitig schwere Knochenbrüche hat, kommen die Fachärzte zu uns.

Außerdem haben wir *Konsiliarärzte* für innere Krankheiten und Neurologie, die jeden Tag bei uns sind. Alle Schädelverletzten werden am ersten Tag vom Neurologen untersucht. Ein Urologe steht zur Behandlung des Harntraktes bei den Querschnittsgelähmten zur Verfügung. Außerdem haben wir Kosiliarärzte für Oto-Rhino-Laryngologie und im Bedarfsfall auch für andere Erkrankungen.

Die *Schockbekämpfung* wird durch unsere Anaesthesisten durchgeführt, die auch für die Blut-, Knochen- und Gefäßbank verantwortlich sind. Die Verringerung der Mortalität ist in größtem Maße der Schockbekämpfung zuzuschreiben, wie es besonders aus den Ergebnissen des Unfallkrankenhauses in Linz hervorgeht.

Unterricht und Organisation. Weil die Zahl und Schwere der Unfälle trotz aller Verhütungsmaßnahmen ständig zunimmt, befassen sich immer mehr Ärzte mit den durch sie entstandenen Verletzungen. Die Behandlungsergebnisse sind in den einzelnen Behandlungsstätten noch recht verschiedenartig, was besonders die Gutachter feststellen können. Um sie zu verbessern, muß dem Unterricht der Ärzte, des Pflege- und Verwaltungspersonals und der Organisation eine besondere Aufmerksamkeit geschenkt werden.

Früher wurden die Unfälle auch in größeren Städten in allen Krankenhäusern behandelt. Es hat sich aber als zweckmäßiger herausgestellt, sie in eigenen Unfallkrankenhäusern oder in *selbständigen* Unfallstationen, die allgemeinen Krankenhäusern angeschlossen sind und von Fachärzten für Unfallchirurgie geleitet werden, zu behandeln. Es sollen alle Verletzten dorthin gebracht werden, nicht nur jene des Bewegungsapparates, sondern auch jene des Stammes und der Körperhöhlen. Dies ist um so notwendiger, weil besonders bei Verkehrsunfällen häufig vielfache Verletzungen auftreten. Über die Organisation der Unfallbehandlung habe ich in der 12./13. deutschen Auflage meiner „Technik der Knochenbruchbehandlung" auf Seite 2342 ausführlich geschrieben.

Lorenz Böhler

Einleitung
zu den Behandlungsergebnissen der stumpfen intraperitonealen Bauchverletzungen

Von Dr. Johannes Poigenfürst

Die vorliegenden Arbeiten stammen aus dem Material von fünf Arbeitsunfallkrankenhäusern in vier österreichischen Landeshauptstädten. Insgesamt wurden im AUKH Wien XX seit dem Jahr 1948 und seit dem Bestand der anderen vier Arbeitsunfallkrankenhäuser in *Graz* (1942), *Linz* (1951), *Salzburg* (1953) und *Wien XII* (1956) bis zum Abschluß der Berichte im Jahr 1958 über 164000 Verletzte stationär behandelt. Von diesen hatten 506 oder 0,3% eine stumpfe Bauchverletzung (st. BV.). Gegenüber der Zusammenstellung von Slany, der aus dem Material des AUKH Wien XX in den 22 Jahren von 1926 bis 1947 nur 0,16% st. BV. berechnen konnte, hat also die Häufigkeit dieser Verletzungen um das Doppelte und — wie später gezeigt werden wird — auch ihre Schwere erheblich zugenommen. Von den 506 Verletzten wurden 383 = 76% mit positivem Befund operiert. Bei 76 Fällen = 15% wurde unter dem Verdacht einer st. BV. eine Probelaparotomie vorgenommen. 47 = 9% wurden sterbend eingeliefert und waren inoperabel.

Unsere Arbeiten wurden in ihrer Fragestellung und Einteilung aufeinander abgestimmt. Sie enthalten nur Fälle mit festgestellten *Organverletzungen*. *Prellungen* des Abdomens ohne positiven Organbefund wurden nur dann berücksichtigt, wenn sie Anlaß einer Probelaparotomie waren. Ebensowenig scheinen isolierte Verletzungen der Niere oder der harnableitenden Organe auf, da sie bezüglich ihrer Behandlung und Heilungsaussicht eine eigene Gruppe bilden und einer gesonderten Nachuntersuchung vorbehalten werden sollen.

Wie bei Slany wurde auch in diesen Arbeiten eine Einteilung in isolierte, kombinierte und komplizierte st. BV. getroffen. Die Gruppe der *isolierten* st. BV. umfaßt alle Fälle, bei denen nur ein Organ der Bauchhöhle verletzt war und eventuelle Nebenverletzungen ein so geringes Ausmaß hatten, daß sie nicht ins Gewicht fielen. Als *kombinierte* st. BV. werden solche bezeichnet, bei denen ohne ernste Nebenverletzungen mehr als ein Organ betroffen war, während Zerreißungen eines oder mehrerer intraperitonealer Organe mit schweren, die Behandlungsdauer oder den Ausgang beeinflussenden Nebenverletzungen zur Gruppe der *komplizierten* st. BV. zählen.

Es ist das erste Mal, daß über eine so große Zahl von Verletzten berichtet wird, die in fünf verschiedenen Krankenhäusern nach gleichen Gesichtspunkten behandelt und nachuntersucht wurden. Dies war dadurch möglich, daß alle Arbeitsunfallkrankenhäuser — auf der Schule Lorenz Böhlers fußend — in ihrer Organisation übereinstimmen und nach gleichen Grundsätzen geführt werden.

Wie die Behandlungsergebnisse zeigen, hat die Mortalität der st. BV. gegenüber den Jahren 1926 bis 1947 deutlich abgenommen. Während Slany noch über eine Sterblichkeit von 41,5% berichten mußte, ergibt sich bei Zusammenfassung aller 383 mit positivem Befund operierten Fälle der vorliegenden Arbeiten mit 95 Todesfällen eine Mortalität von 24,8%, obwohl die Häufigkeit der kombinierten und komplizierten st. BV. gegenüber Slany um durchschnittlich ein Viertel zugenommen hat. Dieses Ansteigen der Zahl schwerster Verletzungen bei abnehmender Sterblichkeit geht auch aus dem übrigen Schrifttum hervor. Man führt die Verbesserung der Behandlungsergebnisse auf den Ausbau des *Rettungsdienstes*, Gründung von *Blutbanken*, die modernen Methoden der *Schockbekämpfung* und *Anaesthesie* sowie auf die Einführung der *Antibiotica* und *Antikoagulantien* zurück.

Unter den Todesursachen treten Herzversagen und Schocktod mit 47% und Peritonitis mit 33% am häufigsten auf. Es folgen embolische Vorgänge mit 10% und Versagen der Leberfunktion mit 8%, während die Lungenentzündung mit 1% ganz in den Hintergrund getreten ist. Der Weg für die Weiterarbeit ist damit gewiesen. Die Durchschnittszahl von 9% nichtoperablen Fällen wird sich nur wenig senken lassen, doch sind auch hier Bestrebungen im Gange. Durch die neuen Erkenntnisse der Elektrolyttherapie ist eine Verbesserung der Heilungsaussichten bei Ileus und Peritonitis zu erwarten.

Die folgende Tabelle gibt einen vergleichenden Überblick über die verwertbaren Statistiken des deutschen Sprachraumes aus den letzten 50 Jahren. Soweit die Zahlen nicht mit denen der Originalarbeiten übereinstimmen, wurden sie aus diesen unter Weglassung der Prellungen und der isolierten Verletzungen des Urogenitalsystems berechnet.

Daß unsere Ergebnisse besser sind als selbst die großer, modern eingerichteter allgemein chirurgischer Abteilungen, begründen wir mit der *Spezialisierung* unserer Ärzte und des Personals sowie mit der *Organisation* der Arbeitsunfallkrankenhäuser. Tag und Nacht steht ein vollständiges Operationsteam mit einem Fachanaesthesisten oder einem in der modernen Anaesthesie gut ausgebildeten Arzt und allen erforderlichen Hilfskräften bereit. Die notwendigen Heilmittel und Geräte sind jederzeit verfügbar. Der Begriff der *Dringlichkeit* geht so weit, daß Wiederbelebung und Schockbekämpfung schon auf der Tragbahre, in manchen Fällen noch im Krankenaufzug beginnen. Mit der Möglichkeit des Bestehens einer st. BV. wird immer gerechnet. Nicht die ersten Symptome drängen zur Diagnose, sondern jeder Schwerverletzte gilt zunächst, auch ohne Hinweise, als verdächtig und wird erst dann aus der Beobachtung entlassen, wenn eine st. BV. mit Sicherheit ausgeschlossen werden kann. In Zweifelsfällen ziehen wir die Probelaparotomie einem gefährlichen Zuwarten vor. Daß unsere Erfahrungen erweitert werden konnten, verdanken wir dem Umstand, daß in allen Arbeitsunfallkrankenhäusern vom ersten Tag an über jeden Verletzten brauchbare Krankengeschichten

Tabelle

Autor	Zeitraum des Berichtes	Operierte Fälle	Todesfälle	Mortalität
LAUER und SCHNEBEL Stadtkrankenhaus Nürnberg	1910—1925	53	23	47%
WYSS Kantonspital Aarau	1908—1927	73	30	41%
JUST Chirurg. Univ.-Klinik Innsbruck	1924—1929	26	7	27%
SCHOLL I. Chirurg. Univ.-Klinik Wien	1924—1934	38	17	44%
MÜLLER, E. Chirurg. Univ.-Klinik Heidelberg	1927—1936	58	29	50%
v. SEEMEN Chirurg. Univ.-Klinik München	1928—1936	70	26	37%
v. AVANCINI I. Chirurg. Univ.-Klinik Wien	1939—1944	22	7	32%
SLANY — BÖHLER, L. Unfallkrankenhaus Wien	1926—1947	94	39	41,5%
SPRINZ Chirurg. Klinik Augsburg	1928—1946	57	29	51%
BADER Chirurg. Klinik Augsburg	1947—1951	48	15	31%
KÜMMERLE Chirurg. Univ.-Klinik Freiburg i. Br.	1945—1958	57	?	30%
BÖHLER, L., und andere AUKH Wien XX .... AUKH Graz .... AUKH Linz .... AUKH Salzburg .... AUKH Wien XII	1948—1958 1942—1948 1951—1958 1953—1958 1956—1958	383	95	25%

mit Protokollen über die Schockbekämpfung, Operationsberichte und eventuelle Obduktionsbefunde vorliegen.

Die Ergebnisse der folgenden Arbeiten beweisen, daß Unfallchirurgen nicht nur in der Behandlung von Extremitätenverletzungen, sondern auch auf dem Gebiet der st. BV. ausgezeichnete Erfolge erzielen können. Der Bau von Unfallkrankenhäusern und selbständigen Unfallstationen unter Leitung eines Facharztes für Unfallchirurgie liegt daher im Interesse der Verletzten und ist somit gerechtfertigt.

Behandlungsergebnisse
aus dem Arbeitsunfallkrankenhaus Wien XX

(Leiter: Prof. Dr. L. Böhler)

Von

Dr. Johannes Poigenfürst und Dr. Heinz Rolf Schönbauer

Mit 4 Abbildungen

Häufigkeit der stumpfen Bauchverletzungen und eigenes Verletztengut

Die steigende Zahl von stumpfen Bauchverletzungen (st. BV.), die in den letzten Jahren im AUKH Wien XX beobachtet wurden, bildeten den Anlaß, das von Slany 1948 veröffentlichte Material des Hauses zu ergänzen, um an Hand der größeren Gesamtzahlen statistisch besser verwertbare Schlüsse ziehen zu können und um zu untersuchen, in welchen Punkten eine Änderung der Behandlungsergebnisse eingetreten ist.

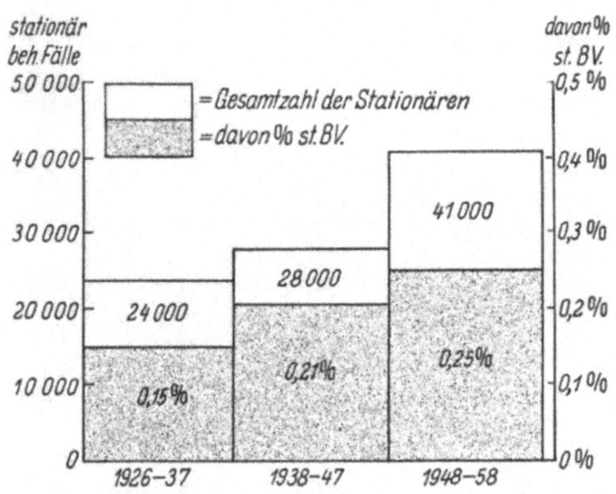

Abb. 1. Jährliche Gesamtzahl an stationären Aufnahmen und prozentueller Anteil der st. BV. im AUKH Wien XX von 1926—1958

In den 33 Jahren von 1926 bis Ende 1958 wurden in unserem Krankenhaus insgesamt 745 468 Patienten ambulant und 95 375 stationär behandelt. Von diesen hatten 196, das sind 0,2% der Stationären, eine st. BV. oder wurden unter diesem Verdacht operiert. Slany fand in den zwölf Jahren 1926 bis 1937 nur 36 Fälle und in den folgenden zehn Jahren weitere 58, so daß er eine Gesamtzahl von 94 operierten st. BV. erreichte. Der vorliegende Bericht schließt an diese Zeit an und umfaßt die elf Jahre von 1948 bis Ende 1958. In diesem Zeitraum wurden 102 st. BV. beobachtet, die sich aus folgenden Gruppen zusammensetzen:

Mit positivem Befund operiert	69 Fälle =	67%
Probelaparotomien	21 Fälle =	21%
Sterbend eingeliefert	12 Fälle =	12%
Summe	102 Fälle =	100%

Neben einem erheblichen Ansteigen der jährlichen Gesamtzahlen an stationären Aufnahmen besteht auch eine leichte prozentuelle Zunahme der st. BV., wie aus Abb. 1 zu ersehen ist.

Es wurde bereits in der Einleitung auf Seite 3 darauf hingewiesen, daß eine Unterteilung der Fälle in *isolierte, kombinierte* und *komplizierte* st. BV. getroffen wurde und dargelegt, nach welchen Grundsätzen dies erfolgte.

Wie ein Vergleich unserer Zahlen mit denen SLANYs zeigt, hat die Zahl der isolierten Verletzungen unter den 69 mit positivem Befund operierten Fällen zu Gunsten der kombinierten st. BV. abgenommen, während die Zahl der komplizierten fast gleich geblieben ist (Tab. 1). Berücksichtigt man aber auch die zwölf sterbend eingelieferten Verletzten, die — mit einer Ausnahme — durchwegs komplizierte st. BV. hatten, dann ergibt sich ein Verhältnis von 43 isolierten, das sind 53%, zu 38 kombinierten und komplizierten, das sind 47%. Die Häufigkeit der ersten Gruppe und der beiden letzten ist also fast gleich groß geworden, während bei SLANY noch auf zwei isolierte eine kombinierte oder komplizierte st. BV. kam.

Tabelle 1. *Absolute und relative Verteilung*
der mit positivem Befund operierten 69 Fälle

Verletzungs-Gruppe	Zahl der Fälle	
	1948—1958	1926—1947
1. Isolierte st. BV.	42 = 61%	65 = 72%
2. Kombinierte st. BV.	16 = 23%	14 = 15%
3. Komplizierte st. BV.	11 = 16%	12 = 13%
Summe	69 = 100%	91 = 100%

Von allen 102 Patienten der elf Berichtsjahre hatten überhaupt nur 24 = 23% keine Nebenverletzungen. Alle anderen 78 = 77%, wiesen solche der verschiedensten Grade auf.

Entstehung der stumpfen Bauchverletzungen

Auch in den Ursachen der st. BV. ist eine Änderung eingetreten. Die früher so häufigen Kuhhornstöße und Hufschläge sind in der Großstadt fast ganz verschwunden. Den Beginn dieser Entwicklung konnte schon SLANY feststellen, der im Gegensatz zu älteren Statistiken von 1926 bis 1936 nur 19,3% und von 1937 bis 1947 sogar nur 3,1% derartiger Verletzungen fand. Unser Material enthält einen einzigen Kuhhornstoß, das sind 0,98%. Derzeit stehen Unfälle an Maschinen, Stürze aus verschiedenen Höhen und die ständig anwachsenden Verkehrsunfälle im Vordergrund. Einem Verhältnis von 10% Verkehrsunfällen bei SLANY stehen in den vergangenen elf Jahren bereits 42% gegenüber. Wie Tabelle 2 zeigt, verteilen sich die Ursachen der 43 Verkehrsunfälle ziemlich gleichmäßig auf Einklemmungen zwischen zwei sich bewegenden Fahrzeugen oder zwischen einem Fahrzeug und einem feststehenden Gegenstand, Niedergestoßen- oder Überfahrenwerden oder Sturz von fahrenden Verkehrsmitteln.

Tabelle 2. *Unfallshergang bei 102 stumpfen Bauchverletzungen*

Unfallhergang	Zahl der Fälle	Davon Verkehrsunfälle
Sturz	41 = 40%	11
Stoß und Schlag	33 = 32%	15
Einklemmung	28 = 28%	17
Summe	102 = 100%	43 = 42%

Es muß eine Vielfalt von Umständen zusammenwirken, um zu dem an sich seltenen Ereignis einer st. BV. zu führen. Als solche sind nicht nur Art, Gewalt und Richtung der einwirkenden Kraft, sondern auch der Zustand der Bauchdecken, des verletzten Organes und seiner Nachbargebilde zu betrachten. Eine Beurteilung der Kraft, die nötig ist, um ein Organ unter der geschlossenen Bauchdecke zu zerreißen, ist kaum möglich. Um eine annähernde Vorstellung davon zu erhalten, wurde versucht, bei den 41 durch Stürze entstandenen Verletzungen eine Beziehung zwischen Fallhöhe und Ausmaß der st. BV. herzustellen. Neunmal wurden Stürze auf ebener Erde beim Gehen oder Stehen und zwölfmal aus einer Höhe von ein bis drei Metern angegeben. Dabei kam es zu 14 isolierten st. BV. und fünf Bauchprellungen, die Anlaß einer Probelaparotomie wurden. Unter den restlichen drei Fällen waren eine kombinierte Verletzung von Leber und Milz, aber auch zwei sterbend eingelieferte Fälle mit schweren Thoraxverletzungen neben der st. BV. Bei den 16 isolierten Verletzungen durch Sturz ergibt sich eine durchschnittliche Fallhöhe von 3,8 Metern. Sie erhöht sich bei zehn komplizierten und kombinierten Fällen auf neun Meter und sieben der inoperablen Patienten waren im Durchschnitt 15 Meter tief abgestürzt. Wie schon bemerkt, gaben fünf Stürze auf ebener Erde oder aus ein bis drei Meter Höhe Grund zu einer Probelaparotomie, bei fünf anderen betrug die mittlere Fallhöhe fünf Meter. Diese Betrachtung zeigt, daß mit zunehmender Höhe zwar die Zahl und Schwere der Nebenverletzungen zunimmt, daß aber auf Grund der Vorgeschichte keine Voraussage auf das Bestehen einer st. BV. möglich ist. Das geht auch aus dem Beispiel zweier Verletzten hervor, die beide mit der gleichen Verletzung, nämlich einer isolierten Milzruptur eingeliefert worden waren. Der eine war auf der Straße ausgeglitten und hingefallen, der andere 15 Meter tief abgestürzt. Gerade die Milz ist ein Beispiel dafür, wie wesentlich der Zustand eines Organes im Zeitpunkt des Unfalles an der Entstehung einer st. BV. beteiligt ist. Während bei allen anderen Organen wenigstens einige typische Mechanismen abgeleitet werden können, ist das bei der Milz nicht möglich. Gerade für sie, deren Größe und Konsistenz sehr veränderlich ist, kann es als kennzeichnend gelten, daß sie von den verschiedensten Traumen zerrissen werden kann. Ob eine vor dem Unfall aus anderen Gründen durchgeführte Laparotomie eine Disposition zu Organrupturen bei Einwirken einer stumpfen Gewalt auf das Abdomen schafft, läßt sich an Hand unseres Materials nicht erkennen. Bei allen zwölf vorlaparotomierten Fällen war die Gewalteinwirkung groß genug, um auch bei einem Gesunden die gleiche Verletzung herbeiführen zu können. Wie ein Vergleich unserer 102 Fälle mit einer ebenso großen Zahl anderer Patienten zeigte, besteht auch keine prozentuelle Häufung von Voroperierten unter den Fällen mit stumpfen Bauchverletzungen.

Verletzte Organe

Bei allen 69 Verletzten, die mit positivem Befund operiert wurden, war 20 mal die Leber, 34 mal die Milz, zweimal die Bauchspeicheldrüse, zweimal der Magen, einmal der Zwölffingerdarm, 20 mal der übrige Dünndarm, siebenmal der Dickdarm, fünfmal das Gekröse, sechsmal das Netz und einmal die Gallenblase betroffen. Dreimal bestand ein Zwerchfellriß. Die genaue prozentuelle Verteilung geht aus Abb. 2 hervor.

Isolierte Organverletzungen

Tabelle 3 gibt einen Überblick über die Zahl der isolierten Organverletzungen und ihre Mortalität.

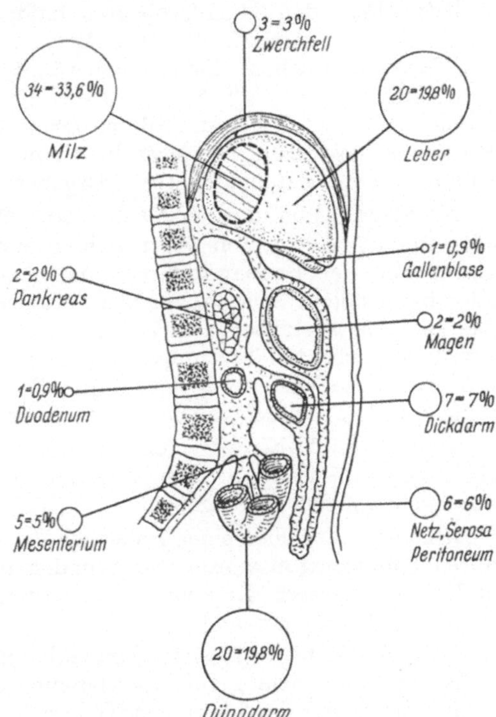

Abb. 2. Absolute und relative Verteilung von 101 Organverletzungen bei 69 mit positivem Befund operierten Fällen

Tabelle 3

Übersicht über 42 isolierte Organverletzungen und ihre Mortalität

Isoliert verletztes Organ	Zahl der Fälle	Davon Todesfälle
Leber	11 = 26%	3 = 27%
Milz	19 = 45%	1 = 5%
Magen	1 = 2,5%	—
Dünndarm	8 = 19%	2 = 25%
Dickdarm	1 = 2,5%	1 = 100%
Netz	2 = 5%	—
Summe	42 = 100%	7 = 16%

Leber: Von den 20 Leberverletzungen waren elf isoliert. Bei drei Fällen entstand die Ruptur durch einen Schlag, bei den acht anderen handelte es sich um schwerere Traumen, wie Einklemmungen und Stürze aus mindestens 2,5 Meter Höhe. Die Behandlung bestand bei sechs Fällen in Übernähung und Tamponade, bei fünf Fällen genügte die Übernähung des Risses. Drei Verletzte sind gestorben, was einer Mortalität von 27% entspricht. Damit haben die isolierten Leberverletzungen unter allen anderen dieser Gruppe die schlechtesten Heilungsaussichten.

Milz: Unter den 34 Milzrupturen fanden sich 19 isolierte. Drei isolierte und zwei kombinierte verliefen zweizeitig und werden später noch eingehend besprochen. Wie schon erwähnt, ist die Ätiologie äußerst uneinheitlich und umfaßt Stöße, Stürze und Einklemmungen. In allen Fällen wurde die blutende Milz entfernt. Ein Patient mit zweizeitiger Ruptur ist gestorben. Die Mortalität von 5% ist die niederste bei Verletzungen eines parenchymatösen Organes.

Dünndarm: Von den insgesamt 20 Dünndarmverletzungen waren acht isoliert. Alle waren durch Schlag oder Stoß auf einen umschriebenen Teil der Bauchwand entstanden. Die Risse wurden übernäht oder bei größerer Ausdehnung der zerstörte Abschnitt reseziert. Zwei, das sind 25%, starben an Peritonitis. Bei einem dieser beiden Fälle wurde am siebenten Tag unter Annahme einer Nahtdehiszenz relaparotomiert. Diese Vermutung bestätigte sich nicht. Die Bauchfellentzündung konnte aber nicht mehr beherrscht werden.

Magen: Durch Niedergestoßenwerden von einem Auto kam es zu einer Magenperforation. Der Verletzte wurde nach Übernähung der durchgebrochenen Stelle geheilt.

Dickdarm: Ein Fall einer isolierten Verletzung des Colon ascendens durch Kuhhornstoß wurde vier Stunden nach dem Unfall eingeliefert und sofort operiert. Er starb am zwölften Tag bei bestehender Peritonitis an Lungenentzündung.

Netz: Die Zahl von sechs Netzverletzungen enthält zwei isolierte Fälle, die durch Schlag auf das Abdomen entstanden sind. Sie wurden nach Entfernung der blutenden Teile geheilt.

Isolierte Verletzungen des Pankreas, Duodenums, Mesenteriums, der Gallenblase und des Zwerchfelles wurden nicht beobachtet. Die Gesamtmortalität der 42 isolierten st. BV. beträgt bei sieben Todesfällen 16%. Die durchschnittliche stationäre Behandlungsdauer betrug 28 Tage und anschließend 102 Tage Krankenstand.

Kombinierte Organverletzungen

Unter den 16 kombinierten st. BV. waren drei Leberrisse, acht Milzblutungen, zwei Pankreasverletzungen, eine Magenruptur, eine retroperitoneale Verletzung des Duodenums, acht Dünndarmperforationen, je zwei Verletzungen von Dickdarm und Netz, eine Gallenblasenzerreißung und zwei Zwerchfellrisse.

Zwölfmal waren zwei Organe betroffen, viermal drei Organe. Die einzelnen Kombinationen sind Tabelle 4 zu entnehmen.

Als Unfallhergang wurde bei den st. BV. mit zwei verletzten Organen sechsmal Einklemmung, dreimal Sturz aus mindestens drei Meter Höhe und dreimal Stoß angegeben.

Fünf der Verletzten, das sind 42%, sind gestorben.

Die dreifachen Organverletzungen entstanden zweimal durch Einklemmung und zweimal durch Überfahrenwerden von Autos. Die drei

Tabelle 4
Übersicht über 16 kombinierte stumpfe Bauchverletzungen

Verletzte Organe	Zahl der Fälle	Davon Todesfälle
A. Zwei Organe		
Leber u. Milz	1	1
Milz u. Pankreas	2	2
Milz u. Dünndarm	1	–
Milz u. Mesenterium	1	–
Duodenum u. Netz	1	1
Dünndarm u. Mesenterium	5	1
Dickdarm u. Mesenterium	1	–
Summe	12	5 = 42%
B. Drei Organe		
Leber u. Gallenblase u. Zwerchfell . . .	1	1
Leber u. Dünndarm u. Mesenterium .	1	1
Milz u. Magen u. Dünndarm	1	1
Mesenterium u. Netz u. Zwerchfell . . .	1	–
Summe	4	3 = 75%
Gesamtsumme A u. B	16	8 = 50%

Todesfälle ergeben bei den vier dreifachen Organverletzungen eine Mortalität von 75%. Mit Ausnahme des letzten Falles der Tabelle wiesen alle Verletzten auch Nebenverletzungen am Stamm und an den Extremitäten auf, die aber den Ausgang nicht im Sinne einer Komplikation beeinflußten. Die Gesamtmortalität aller 16 kombinierten st. BV. beträgt mit acht Todesfällen 50%. Die stationäre Behandlung dauerte im Durchschnitt 32 Tage, der anschließende Krankenstand 124 Tage.

Komplizierte Organverletzungen

Diese Gruppe umfaßt elf Fälle. Es kam durch Stürze aus Höhen von durchschnittlich neun Metern und Einklemmungen zu einer Leberverletzung, zwei Milzrupturen, drei Dünndarm- und fünf Dickdarmperforationen, je zwei Verletzungen von Mesenterium und Netz und zu einem Riß des Zwerchfelles. In acht Fällen war nur ein Organ betroffen,

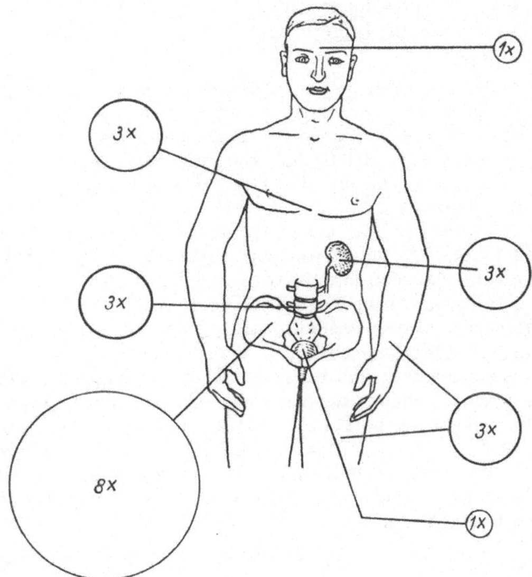

Abb. 3. Zahl und Verteilung der schweren Nebenverletzungen bei elf komplizierten st. BV.

in zwei anderen zwei Organe und einmal drei. Die Kombinationen waren: Sigma + Mesenterium, Leber + Colon transversum, Dünndarm + Mesenterium + Zwerchfell.

Die Nebenverletzungen sind in Abb. 3 dargestellt. Es wurden nur schwerste Verletzungen von Schädel, Wirbelsäule, Brustkorb und Bekken sowie offene Brüche der langen Röhrenknochen und Nierenrupturen berücksichtigt. Einmal bestand auch eine Harnröhrenzerreißung.

Trotz dieser schweren Nebenverletzungen sind nur zwei Verletzte gestorben. Die Mortalität ist daher mit 18% fast so gering wie bei den isolierten st. BV. Dieser Fortschritt ist hauptsächlich auf die Erfolge der Schockbekämpfung zurückzuführen. Die Dauer der Behandlung wird von den Nebenverletzungen bestimmt. Sie beträgt durchschnittlich 83 Tage stationär und anschließend noch 139 Tage Krankenstand.

Zweizeitige Milzrupturen

Es wurde schon früher erwähnt, daß von den 34 Milzrupturen 5 = 17% zweizeitig verliefen. Über Unfallshergang, Dauer des beschwerdefreien Zwischenraumes, Nebenverletzungen und Ausgang gibt Tabelle 5 Auskunft.

Tabelle 5. *Übersicht über fünf zweizeitige Milzrupturen*

Nr.	Vorgeschichte	Einlieferung Stunden nach Unfall	Operation Stunden nach Einlieferung	Gesamt-interv. (Stunden)	Neben-verletzg.	Davon Todesfälle
1	Sturz 2,5 m	1	10	11	Schädel	
2	Stoß	5	1	6	—	
3	Auto niedergestoßen .	2	24	26	—	
4	Auto niedergestoßen .	8	24	32	Thorax	1
5	Auto niedergestoßen .	1	24	25	Schädel, Pankreas	1

Ob das angegebene Intervall bei Fall 4 wirklich 32 Stunden betragen hat, läßt sich nicht mit Sicherheit feststellen, es ist aber anzunehmen. Der Verletzte bekam vor der Einlieferung ins Krankenhaus vom praktischen Arzt wegen der Schmerzen im Brustkorb Alkaloide. Bei der Einlieferung bestanden dementsprechend auch keine Schmerzen im Abdomen. Es fanden sich aber auch keine Zeichen eines akuten Blutverlustes.

Der fünfte Fall bildet insofern eine Ausnahme, als es sich um eine Blutung in drei Schüben handelte, die zweimal durch Selbsttamponade gestillt wurde. Der Patient war von einem Auto niedergestoßen worden und wurde mit einer schweren Schädelverletzung bewußtlos und schockiert ins AUKH Wien XX gebracht. Er erholte sich durch Schockbekämpfung mit Transfusionen so weit, daß er unbedenklich auf die Abteilung gebracht werden konnte. Eine operative Behandlung der Schädelverletzung war nicht angezeigt. In der Nacht erfolgte ein neuerlicher Kollaps, der aber in wenigen Minuten wieder behoben werden konnte. Erst als am nächsten Morgen eine neuerliche Verschlechterung eintrat, wurde die Anzeige zur Laparotomie gestellt und die in Gerinnsel eingehüllte Milz entfernt. Bei der Kontrolle des übrigen Abdomens fand sich dann noch eine Quetschung des Pankreas. Die beiden letzten Fälle sind gestorben. Damit beträgt die Mortalität der fünf zweizeitigen Milzrupturen 40%.

Dünndarm-Gekröse-Verletzungen

Diese Gruppe verlangt eine gesonderte Betrachtung, weil durch die Verletzung des Mesenteriums der Dünndarm über die Folgen der Perforation hinaus von Ernährungsstörungen bedroht wird. Bei zwei unserer fünf Fälle war zum Zeitpunkt der Operation bereits ein Dünndarmabschnitt nekrotisch geworden. Einer konnte nach Resektion dieses Teiles gerettet werden. Beim anderen kam die Operation zu spät. Er gehört zur bedauerlichen Gruppe der mit Alkaloiden auswärts vorbehandelten Fälle und starb am 17. Tag an Peritonitis. Bei den anderen kam es zu keiner Ernährungsstörung des Darmes. Es ergibt sich bei fünf kombinierten Dünndarm-Gekröse-Verletzungen eine Mortalität von 20%.

Zwerchfellverletzungen

Unter den 69 Operierten fanden sich dreimal Risse des Zwerchfelles, immer mit Verletzungen anderer intraperitonealer Organe vergesellschaftet. Es handelte sich um Risse der linken Kuppel mit Verlagerung von Magen, Dünndarm, Gekröse oder Netz in den Brustkorb. Die Ursache waren breit angreifende Traumen, und zwar zweimal Einklemmung und einmal Überfahrenwerden von einem Auto. Alle Risse wurden primär durch Naht versorgt, einer transthorakal. Ein 62jähriger Mann, bei dem außerdem Leber und Gallenblase verletzt waren, starb drei Stunden nach der Operation an Herzversagen. Die beiden anderen, bei denen Dünndarm, Mesenterium und Netz zusätzlich betroffen waren, sind am Leben geblieben. Es ergibt sich eine Mortalität von 33%.

Begleitverletzungen des Urogenitales

Wie Abb. 3 zeigt, waren unter den schweren Nebenverletzungen drei Nierenrupturen und eine Zerreißung der Harnröhre. Bei Verletzungen der Niere gehen wir konservativ vor, um das Organ zu erhalten. Wie in den meisten Fällen kam es auch bei den drei vorliegenden zum Aufhören der Hämaturie. Keiner dieser Fälle ist gestorben. Die zerrissene Harnröhre wurde genäht. Auch dieser Fall wurde gerettet.

Todesfälle auf Grund der stumpfen Bauchverletzungen

Von unseren 69 Patienten, die wegen einer st. BV. mit positivem Befund operiert wurden, sind 17 an den Folgen dieser Verletzung gestorben. Es ergibt sich eine Mortalität von 24%. SLANY errechnete in dem von ihm bearbeiteten Zeitraum eine Gesamtsterblichkeit von 41,5%. Die Prognose der st. BV. hat sich somit in den letzten elf Jahren erheblich gebessert (Abb. 4).

Die 17 Todesfälle verteilen sich folgendermaßen auf die drei Verletzungsgruppen:

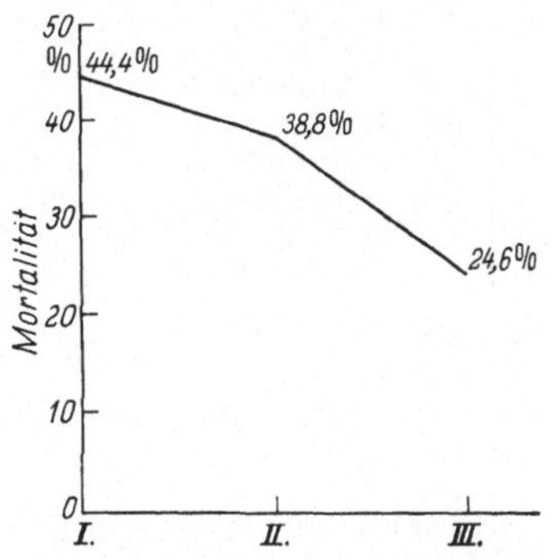

Abb. 4. Mortalität der st. BV. im AUKH Wien XX von 1926—1958. *I.* 1926—1927; *II.* 1938—1947; *III.* 1948—1958

Tabelle 6. *Vergleich der Mortalität der drei Verletzungsgruppen mit* SLANY

Verletzungsgruppe	1948—1958		1926—1947	
	Zahl der Fälle	Davon †	Zahl der Fälle	Davon †
1. Isolierte st. BV.	42	7 = 16%	65	16 = 24%
2. Kombinierte st. BV. ...	16	8 = 50%	14	10 = 71%
3. Komplizierte st. BV. ...	11	2 = 18%	12	12 = 100%
Summe	69	17 = 24,6%	91	38 = 41,5%

Die Besserung der Behandlungsergebnisse erstreckt sich auf alle Verletzungsgruppen. Am augenscheinlichsten ist sie aber bei den komplizierten st. BV., die früher alle gestorben sind.

Tabelle 7. *Übersicht über 17 Todesfälle an operierten stumpfen Bauchverletzungen*

Nr.	Alter	Verletztes Organ	Einlieferung Stunden nach Unfall	Operation Stunden nach Einlieferung	Tod-Tage nach Operation	Todesursache	Bem.
Isolierte st. BV.							
1	24	Leber.........	1	sofort	6	Leberausfall	
2	25	Leber.........	1	sofort	5	Leberausfall	
3	24	Leber.........	1	sofort	5	gall. Periton.	
4	47	Milz zweizeitig .	8	24	9	Ileus	Mo!
5	53	Dünndarm	1	3	9	Peritonitis	
6	60	Dünndarm	1	sofort	7	Peritonitis	
7	47	Dickdarm	4	sofort	12	Peritonitis	
Kombinierte st. BV.							
8	10	Leber, Milz ...	2	sofort	2	Leberausfall	
9	27	Milz zweiz. Pankreas....	8	24	6	Peritonitis	
10	49	Milz, Pankreas .	3	1	7	Herzversagen	
11	51	Duodenum, Netz	1	2	2	Pulmonalembolie	
12	62	Dünndarm (Nekr.) Mesenterium	1	24	17	Peritonitis	
13	62	Leber, Gallenblase, Zwerchfell...	1	1	3. Stunde	Herzversagen	Mo!
14	49	Leber, Dünndarm, Mesenterium	8	1	6	Leberausfall	
15	6	Milz, Magen, Dünndarm ..	1	1	7	Peritonitis	
Komplizierte st. BV.							
16	15	Dünndarm, WBS, Extr.	1	24	3	Peritonitis	Mo!
17	23	Sigma, Becken	1	1	36	Peritonitis	

Die Mortalität der einzelnen Verletzungsarten ist dem Abschnitt über Organverletzungen zu entnehmen. Man sieht, daß sich die schlechte Prognose der isolierten Leberverletzungen, die mit 27% die größte Mortalität unter den isolierten st. BV. aufweisen, auch auf die kombinierten und komplizierten Fälle überträgt.

Das gleiche gilt von den Pankreasverletzungen, deren Gefährlichkeit bekannt ist. Die große Gefahr liegt vor allem in Störungen der inkretorischen Funktion, verbunden mit den Folgen, die sich aus einer Ausbreitung von Galle oder Pankreasferment im freien Peritoneum ergeben. Diese Verletzungen stellen die gefährlichsten Komplikationen dar. Über die Todesursachen der 17 Gestorbenen gibt die Tabelle 7 Auskunft.

Im Durchschnitt trat der Tod am 8. Tag nach der Operation ein. Am kürzesten war der Zeitraum bei einem 62 Jahre alten Mann mit kombiniertem Zwerchfellriß, der drei Stunden nach der Versorgung an Herzschwäche starb. Am längsten bei einem Dreiundzwanzigjährigen mit Beckenbruch und Sigmariß. Trotzdem er schon eine Stunde nach dem Unfall eingeliefert wurde, hatten bereits gasbildende Keime den Weg in das Hämatom gefunden, so daß man unter der Haut schon Gasknistern fühlen konnte. Er starb am 36. Tag. Unter diesen Umständen war damals, im Jahre 1948, kein anderer Ausgang zu erwarten. Die Prognose wäre aber auch heute mit den modernsten Antibioticis äußerst zweifelhaft.

Unter den Todesursachen steht die Bauchfellentzündung mit neun Fällen = 53% immer noch an der Spitze. Es folgen vier Fälle = 23% von Versagen der Leberfunktion. Zweimal (= 12%) war Herzschwäche die Todesursache und je einmal Ileus und Pulmonalembolie, das sind je 6%.

Fehler in der Behandlung stumpfer Bauchverletzungen

SLANY hat seinerzeit eine Reihe von Fehlerquellen aufgezeigt, die in der Behandlung der st. BV. zu Mißerfolgen führen können. Soweit diese Fehler das eigene Haus betrafen, wurden sie ausgemerzt. Im Material SLANYs sind noch acht Fälle enthalten, bei denen die Diagnose zu spät und zwei, bei denen sie überhaupt nicht gestellt wurde. Das sind 10% seiner 94 Fälle. Im Zeitraum unseres Berichtes wurde der bedrohliche Zustand immer erkannt und nur bei drei Verletzten, das sind 3%, zu spät diagnostiziert. Diese drei Fälle gehen aber auf Kosten auswärtiger Alkaloidinjektionen und werden im folgenden Abschnitt besprochen.

Gefahren der Alkaloide

Wie schon mehrmals angedeutet, erschweren Alkaloide die Diagnostik. Wenn eine st. BV. besteht, kann sie dadurch übersehen oder zu spät erkannt werden. In Zweifelsfällen wird die Probelaparotomie erzwungen, da im Interesse des Verletzten die möglichst frühzeitige Operation zu fordern ist. Damit wird einem Schwerverletzten häufig eine zusätzliche Belastung auferlegt, die den Ausgang ungünstig beeinflussen kann und nicht notwendig gewesen wäre. Die Gefahr des Übersehens einer st. BV. ist besonders dann groß, wenn es sich um Darmverletzungen handelt, da bei ihnen nicht die alarmierenden Zeichen der akuten Blutung das Bild kennzeichnen, sondern die langsam zunehmende Peritonitis. Gerade diese Fälle sind aber durch ein Hinauszögern der Operation schwer belastet.

Unser Material enthält zehn Fälle, bei denen *auswärts*, vor der Einlieferung, eine Morphiuminjektion gegeben wurde. Bei sechs dieser Patienten bestanden außer verschiedensten Nebenverletzungen drei Dünndarmperforationen, eine davon mit Nekrose durch Verletzung des Mesenteriums, zwei Leberrupturen und eine zweizeitige Milzzerreißung. Drei dieser Verletzten, und zwar gerade jene, bei denen unter der Wirkung des Alkaloides die Bauchsymptome so abgeschwächt wurden, daß man sie erst nach 24 Stunden feststellen konnte, sind gestorben. Schon erwähnt wurde der Fall einer Mesenterialverletzung mit Dünndarmperforation und Nekrose sowie die zweizeitige Milzruptur. Besonders tragisch ist der Fall eines fünfzehnjährigen Lehrlings, der 15 m tief abgestürzt war und sofort nachher ins AUKH Wien XX eingeliefert wurde. Es bestanden ein Bruch des ersten Lendenwirbels und Extremitätenverletzungen. Es war dem diensthabenden Arzt nicht mitgeteilt worden, daß der Verletzte im Rettungswagen eine Ampulle Morphium bekommen hatte. Somit verlief eine gleichzeitig bestehende Dünndarmruptur stumm und wurde

von den Symptomen der übrigen Verletzungen überdeckt. Erst 24 Stunden später
wurde die Peritonitis erkannt und die Operation durchgeführt. Dieser junge Mann,
der keine lebensgefährlichen Nebenverletzungen hatte, und der bei rechtzeitiger
Operation vielleicht hätte gerettet werden können, starb am dritten Tag wegen
einer Ampulle Morphium.

Bei vier Fällen wurde durch das Alkaloid eine Probelaparotomie notwendig, da das Bestehen einer st. BV. nicht mit Sicherheit ausgeschlossen werden konnte. Glücklicherweise ist darunter kein Todesfall zu beklagen. Die Begründung von Alkaloidgaben durch den erstversorgenden
Arzt mit dem Hinweis auf die starken Schmerzen des Verletzten ist in
keinem Fall stichhaltig. Die Verabreichung von Morphium oder einem
seiner Abkömmlinge dem Krankenhaus nicht mitzuteilen, ist verant-
wortungslos!

Ähnliche Gefahren wie die Alkaloide, birgt auch die vegetative Blok-
kade als Mittel zur Schockbekämpfung, bevor die Diagnose eindeutig
gestellt wurde.

Zeitpunkt der Operation

Je früher die Diagnose gestellt und die notwendige Operation durchgeführt wird, um so größer sind die Aussichten des Verletzten auf Hei-
lung. Natürlich muß vermieden werden, die Laparotomie im Zustand
des Schocks zu beginnen, so lange eine Aussicht auf Besserung der
Kreislaufverhältnisse besteht. Von unseren 69 Verletzten wurden 39,
das sind 57%, sofort operiert. Damit ist gemeint, daß Untersuchung,
Schockbekämpfung und Vorbereitung nicht mehr als eine Stunde in
Anspruch nahmen. Weitere 17 Fälle, das sind 26%, wurden in der zweiten bis vierten Stunde nach der Einlieferung operiert. Im Durchschnitt
betrug die Beobachtungsdauer bei den 56 Fällen dieser beiden Gruppen
(82%) 1 Std. 40 Min. In 13 Fällen wurde die Operation später, davon
siebenmal erst nach 24 Stunden vorgenommen. Unter diesen 13 Fällen,
das sind 18%, finden sich allein sechs, also fast die Hälfte, die auswärts
vorher Morphium bekommen hatten. Ein Mann mit Zwerchfell-, Dünn-
darm- und Mesenterialverletzung wurde nach sechs Stunden operiert,
weil er früher nicht operationsfähig war. Dreimal handelte es sich um
zweizeitige Milzrupturen und in den drei letzten Fällen lag nur eine
Verletzung der Dünndarmserosa, des Omentums oder Mesenteriums
vor, die das späte Eingreifen rechtfertigten.

Welche Bedeutung der Frühoperation zukommt, zeigt die Mortalität
dieser Gruppe. Von den 56 noch in den ersten vier Stunden Operierten
(= 82%) sind 13 oder 23% gestorben. Die Sterblichkeit der 13 Spät-
operierten beträgt mit vier Todesfällen bereits 30%.

Probelaparotomien

Die relativ hohe Zahl von 21 diagnostischen Laparotomien läßt sich zum
überwiegenden Teil durch Art und Schwere der gleichzeitig bestehenden
Nebenverletzungen erklären. In Zweifelsfällen wird die Anzeige zur Probelaparotomie rasch gestellt, da sie für den Verletzten geringere Gefahren
birgt, als das Übersehen einer st. BV. Als Indikationen gelten unbe-
herrschbarer Schock, Zunahme verdächtiger örtlicher Symptome und

vorherige Alkaloidverabreichung. Die Übersicht in Tab. 8 ergibt, daß Blutungen, die in unmittelbarer Nachbarschaft außerhalb des Bauchfelles erfolgen, wie dies bei Wirbel-, Beckenbrüchen und Nierenverletzungen der Fall ist, peritoneale Symptome auslösen können. Schädelverletzungen können das Bild verschleiern. Interessant ist ein Fall mit Hodenquetschung, der Zeichen einer Bauchfellentzündung bot. Nur bei zwei Fällen wurde die Laparotomie auf Grund der Lokalsymptome vorgenommen. Der Tod der sieben Verstorbenen steht in keinem Zusammenhang mit der Probelaparotomie, sondern ist durch die anderen Verletzungen erklärt.

Tabelle 8. *Übersicht über 21 Probelaparotomien*

Nr.	Verletzte Organe	Indikation	Befund	Tod-Tage nach Operation	Todesursache
1	Extremitäten	Lokalbefund	negativ		
2	Bauchprellung ...	Lokalbefund	negativ		
3	Bauchprellung ...	Lokalbefund	retrop. Häm.		
4	Hodenquetschung	Lokalbefund	negativ		
5	Wirbelbruch	Lokalbefund	retrop. Häm.		
6	Wirbelbruch	Lokalbefund	retrop. Häm.		
7	Extremitäten	ausw. Mo!	negativ		
8	Extremitäten	ausw. Mo!	negativ		
9	Thorax	ausw. Mo!	negativ		
10	Thorax, Extr. ...	ausw. Mo!	negativ		
11	Becken, WBS ...	Schock	Bruchhämatom		
12	Thorax, Bauch ..	Lokalbefund	Rectusriß		
13	Niere, Extr.	Schock	retrop. Häm.		
14	Extremitäten	Schock	retrop. Häm.		
15	Thorax, Becken ..	Schock	Bruchhämatom	2	Fettembolie
16	Becken	Schock	Bruchhämatom	1	Fettembolie
17	Wirbelbruch	Lokalbefund	retrop. Häm.	3	Pulmonalembolie
18	Wirbelbr., Niere ..	Schock, Lok.	retrop. Häm.	13	Uraemie
19	Wirbelbr., Niere ..	Schock	retrop. Häm.	25	Uraemie
20	Schädel	Bewußtl. Schock, Lokalbefund	negativ	6	Pulmonalembolie
21	Schädel (Hemiparese), Spannungspneu-Becken	Schock, Lok.	Bruchhämatom	1	zentrale Lähmung

Sterbend eingelieferte Fälle

Durch die günstigen Transportverhältnisse der Großstadt wurden unter 102 Fällen auch zwölf solche eingeliefert, die unter anderen Bedingungen kein Krankenhaus mehr lebend erreicht hätten. Sie wurden alle sterbend gebracht und sind mit einer Ausnahme noch am gleichen Tag, zum größten Teil noch in der ersten Stunde gestorben.

Es handelte sich durchweg um schwere komplizierte st. BV., darunter solche mit Rissen der Lungenschlagader, Verletzungen anderer großer Gefäße, Hirnzertrümmerungen usw. Die Ursache der Unfälle waren Stürze aus 10 bis 30 m Höhe, Überfahrenwerden von Autos oder Eisenbahn und Einklemmungen.

In fünf Fällen war trotz aller Maßnahmen der Schockbekämpfung keine Operation mehr möglich. Bei der Obduktion wurde der Verdacht auf Bestehen einer st. BV. bestätigt. Es ergaben sich vier Leberrupturen und eine Dünndarmverletzung mit Blutung aus Mesenterialgefäßen. Ein Verletzter wurde 24 Stunden nach einer Dünndarmperforation durch einen Schlag gegen das Abdomen mit einer diffusen Bauchfellentzündung eingeliefert, der er noch während der Operationsvorbereitungen erlag.

Bei sieben Fällen war es wohl noch möglich, das verletzte Organ zu versorgen, trotzdem ihr Zustand durch Schockbekämpfung nicht gebessert werden konnte. Sie sind aber alle den Folgen ihrer anderen Verletzungen erlegen. Die Obduktion ergab als Todesursachen fünfmal massive zentrale und pulmonale Fettembolie, einmal multiple Schädelbrüche mit Blutung ins Marklager und einmal schwere Lungenverletzungen. Dagegen waren die Verletzungen intraperitonealer Organe gleichsam nur „Nebenbefunde". Sechs Verletzte sind noch in der dritten bis vierten Stunde nach der Einlieferung gestorben. Nur bei dem Fall mit den schweren Hirnverletzungen konnte der Tod durch Entfernung einer blutenden Milz bis zum dritten Tag hinausgeschoben werden. Da bei diesen Fällen der Tod auf die Folgen der anderen Verletzungen zurückzuführen ist und in keinem Zusammenhang mit der st. BV. oder deren Versorgung steht, wurden sie nicht berücksichtigt.

Behandlungsergebnisse
aus dem Arbeitsunfallkrankenhaus Graz

(Leiter: Prof. Dr. W. EHALT)

Von Dr. MEINHARD GERGEN

Mit 1 Abbildung

Krankengut und Häufigkeit der stumpfen Bauchverletzungen (st. BV.)

Im AUKH Graz wurde das Krankengut der Jahre 1942 bis 1957 auf die Häufigkeit der st. BV. untersucht und die Behandlungsergebnisse wurden statistisch ausgewertet. Zweck dieser Arbeit ist es, an Hand eines umfangreichen Materials von insgesamt 129 mit positivem Befund operierten st. BV. Rückschlüsse auf die Prognose der st. BV. zu gewinnen. Insbesondere erhob sich die Frage, ob und warum die Heilungsaussichten der st. BV. in den letzten zehn Jahren besser geworden sind.

Die Zusammenstellung des Krankengutes erfolgte in einer Weise, die Vergleiche mit den Behandlungsergebnissen anderer Autoren gestattet.

In den 16 Jahren von 1942 bis 1957 wurden im AUKH Graz insgesamt 62911 Patienten stationär aufgenommen. Unter diesen befanden sich 139 Verletzte, die wegen Verdacht auf st. BV. operiert wurden. Während in 129 Fällen ein positiver Operationsbefund hinsichtlich der Verletzung eines Organs im Bauchraum erhoben werden konnte, war bei zehn Verletzten eine Probelaparotomie zur Klärung der Diagnose notwendig. Die Diagnose wurde in jedem einzelnen Fall auf Grund einer kritischen allgemein-klinischen Untersuchung gestellt. Eine große Zahl an Verletzten, die zwar mit der Diagnose: „Verdacht auf st. BV." eingeliefert wurden, bei der Erstuntersuchung aber keine entsprechenden Symptome zeigten, bleiben deshalb unberücksichtigt. Nicht angeführt sind außerdem jene Fälle, bei denen weder eine Diagnosestellung noch operative Behandlung möglich waren, da die Patienten sofort oder bis 20 Minuten nach Aufnahme gestorben sind. Demgegenüber sind acht nahezu moribund eingelieferte Verletzte in dieser Statistik aufgeführt und auch bei den Todesfällen berücksichtigt.

Der Operationsbefund wurde als positiv gewertet, wenn wenigstens ein Organ des Bauchraumes einen Verletzungsgrad aufwies, der eine operative Versorgung notwendig machte. Kleinste Serosarisse, subseröse Hämatome des Darmtraktes, traumatische Schleimhautblutungen und traumatische Hernien sind als isolierte st. BV. nicht berücksichtigt worden. Verletzungen der Organe des Retroperitoneums wurden nur dann angeführt, wenn sie als Nebenverletzung bei anderen st. BV. von Bedeutung waren.

Nicht erwähnt werden deshalb die isolierten Nierenverletzungen. Drei Patienten, die lediglich wegen eines Harnblasenrisses operiert wurden, werden nicht zu dieser Statistik gezählt.

Die st. BV. haben seit 1942 ständig zugenommen und sind mit 0,21% am Gesamtkrankengut der stationären Aufnahmen von 1942 bis 1957 beteiligt.

Tabelle 1. *Zunahme der st. BV. und der stationären Aufnahmen in Zeitabschnitten von je vier Jahren*

Jahresraum	Stationäre Aufnahmen	Anzahl der st. BV.	Prozentsatz
1942—45	9 111	11	0,11
1946—49	10 319	27	0,26
1950—53	19 595	34	0,17
1954—57	23 886	67	0,28
1942—57	62 911	139	0,21

Der relativ hohe Prozentsatz an st. BV. im Krankengut der Jahre 1946 bis 1949 muß auf die plötzlich einsetzende und rasch zunehmende Nachkriegsmotorisierung zurückgeführt werden, sind doch 48% aller st. BV. dieser Zeit durch Verkehrsunfälle verursacht worden (s. Tab. 4).

Zwecks Vergleichs der Kriegs- und ersten Nachkriegsjahre einerseits mit dem Zeitabschnitt der letzten zehn Jahre andererseits wurde Tabelle 2 angelegt.

Tabelle 2

Zeitraum	Stationäre Aufnahmen	st. BV.	Prozentsatz
1942—47 (6 Jahre)	11 695	18	0,16
1948—57 (10 Jahre)	51 216	121	0,23
	62 911	139	0,39

Zu dieser Tabelle sei bemerkt, daß alleine 1958 19 st. BV. mit positivem Befund operiert wurden, während überhaupt nur 18 st. BV. in sechs Jahren von 1942 bis 1947 stationär aufgenommen wurden und 16 davon einen positiven Operationsbefund zeigten. Die Häufigkeit der st. BV. ist daher stark angestiegen.

Entstehung und Unfallhergang der stumpfen Bauchverletzungen

Der Unfallhergang wurde in drei Gruppen eingeteilt: Sturz aus Höhe, Stoß und Schlag, Einklemmung.

Tabelle 3

Jahresraum	Sturz aus Höhe	Stoß und Schlag	Einklemmung	unbekannt	Summe
1942—45	1	8	2	–	11
1946—49	7	8	10	2	27
1950—53	12	12	10	–	34
1954—57	26	25	16	–	67
1942—57	46	53	38	2	139

Von 139 st. BV. waren 42 Fälle oder 30% Folge eines Verkehrsunfalles.

Während SLANY im untersuchten Krankengut von 1926 bis 1947 nur 10% Verkehrsunfälle bei allen st. BV. angibt, können wir also an Hand des Krankengutes 1942 bis 1957 eine Steigerung der Verkehrsunfälle auf 30% feststellen. Es waren außerdem gerade die st. BV. durch Verkehrsunfälle, welche zu den schwersten und prognostisch ungünstigsten Verletzungen führten.

Tabelle 4. *Verkehrsunfälle*

Zeitranm	Anzahl der st.B.V.	Prozentsatz
1942—45	3	23
1946—49	12	48
1950—53	7	20
1954—57	20	30
1942—57	42	30

Verletzungsgrad der stumpfen Bauchverletzungen

Die schwersten st. BV. wurden durch Quetschung bzw. Einklemmung, ferner durch Stoß und Sturz bei Verkehrsunfällen beobachtet, seltener durch Sturz aus der Höhe (bis 15 Meter). Die meisten st. BV. durch Sturz erfolgten aus Höhen von drei bis vier Metern, jedoch war keine allgemeine Relation zwischen Unfallhergang und Verletzungsgrad festzustellen. Allerdings mußte beobachtet werden, daß ein breitflächig einwirkendes Trauma eher zu kombinierten als zu isolierten st. BV. führt.

Von allen 139 st. BV., die in dieser Arbeit statistisch erfaßt werden, hatte ein 60jähriger Hilfsarbeiter die schwerste Verletzung. Er war zwischen einem Lastkraftwagen und einer Mauer eingeklemmt worden und wurde 20 Minuten nach stationärer Aufnahme operiert. Der Operationsbefund ergab zwei Liter Blut im Bauchraum, mehrere Leberrisse, Milzzerreißung, Pankreasdurchtrennung, völliger Magenabriß, Choledochusriß, Mesenterialrisse, Abriß von Teilen des Dickdarmes und einen Dickdarmriß. Der Patient mußte schwerst schockiert aus vitaler Indikation trotz beinahe moribundem Zustand operiert werden, um jede Chance zur Rettung des Lebens auszunutzen. Gegen Ende der Operation verstarb jedoch der Verletzte.

Anzahl der operierten stumpfen Bauchverletzungen und deren Operationsbefund

Wie bereits erwähnt, wurden im Zeitraum von 1942 bis 1957 139 Patienten mit der Verdachtsdiagnose *stumpfe Bauchverletzung* stationär aufgenommen und operiert. Bei 129 Fällen war ein positiver Operationsbefund erhebbar, bei zehn Verletzten war jedoch eine Probelaparotomie notwendig. Während 33 oder 25,6% der mit positivem Befund operierten 129 Patienten starben, war bei den zehn Probelaparotomien nur ein Todesfall zu verzeichnen. Es handelte sich dabei um eine 48jährige Bäuerin, die im schweren Schockzustand wegen Bauchprellung aufgenommen und nach vier Stunden Beobachtungszeit unter der Annahme einer Milzruptur operiert wurde. Die Verletzte starb jedoch noch während der Operation an plötzlichem Herz-Kreislauf-Versagen, ohne daß ein positiver Befund zu erheben war. Die Obduktion konnte als Todesursache lediglich Herz-Kreislauf-Versagen durch Schock feststellen. Die inneren Organe erwiesen sich als fast blutleer, während die peripheren Gefäße eine übermäßige Blutstauung zeigten. Ob in diesem Fall der unfallbedingte Schock oder der Operationsschock den Tod herbeiführten, läßt sich kaum entscheiden.

Tabelle 5. *Verteilung der 139 operierten stumpfen Bauchverletzungen*

Mit positivem Befund operierte st. BV.	129 =	92,8%
Probelaparotomien	10 =	7,2%
	139 =	100,0%

Todesfälle wegen übersehener st. BV. konnten im überprüften Krankengut nicht gefunden werden. Dagegen wurden noch acht nahezu moribunde Verletzte operiert, obgleich von vornherein sehr wenig Aussicht bestand, den Patienten zu retten. In keinem Fall war ein auch nur annähernd operationstauglicher Zustand zu erreichen, noch bestand eine andere Möglichkeit zur Rettung des Lebens. Durch die Operation konnte jedoch die Diagnose völlig geklärt werden und in einem Fall war ein voller Erfolg zu verzeichnen. Über diesen Verletzten, der eine Zweihöhlenverletzung aufwies, soll später berichtet werden.

Tabelle 6

Zeitraum	st. BV.	operiert mit positivem Befund	Probe-laparotomien
1942—45	11	9	2
1946—49	27	26	1
1950—53	34	31	3
1954—57	67	63	4
1942—57	139	129	10

Die *Organverteilung der stumpfen Bauchverletzungen* ist aus der Tabelle B der allgemeinen Zusammenfassung auf S. 69 zu ersehen. Von allen 139 st. BV. hatten überhaupt nur 19% keinerlei Nebenverletzungen.

Tabelle 7

Autor	Gergen AUKH Graz	Poigenfürst-Schönbauer AUKH Wien XX	Slany AUKH Wien XX
Berichtsjahre	1942—1957	1948—1957	1926—1947
isolierte st. BV.	71 = 54%	37 = 55%	60 = 70%
kombinierte st. BV.	21 = 16% ⎫ = 46%	12 = 18% ⎫ = 45%	26 = 30%
komplizierte st. BV.	37 = 30% ⎭	18 = 27% ⎭	
	129 = 100%	67 = 100%	88 = 100%

Aus der obigen Tabelle geht hervor, daß der Prozentsatz der schweren Verletzungen (kombinierte—komplizierte st. BV.) sowohl in den Berichtsjahren von Poigenfürst-Schönbauer als auch im Krankengut dieser statistischen Arbeit wesentlich höher war, als im untersuchten Krankenmaterial von Slany.

Die Reihenfolge der Organbeteiligung bei allen st. BV. war folgende: Milz — Dünndarm — Leber — Dickdarm — Mesenterium — Magen — Pankreas und Zwerchfell — Gallenblase — Duodenum — Choledochus.

Während N'della Mano bei 100 operierten st. BV., Neukirch bei 14 Fällen und Amberger bei 25 Laparotomien keine isolierten Magenverletzungen fanden, sind in unserem Krankengut gleich drei Fälle einer isolierten Magenruptur enthalten, außerdem noch drei Fälle einer kombinierten st. BV. von Milz/Magen. Sehr selten ist der bereits zitierte Fall einer gleichzeitigen Verletzung von Leber, Milz, Magen, Pankreas, Choledochus, Dickdarm und Mesenterium. Bei den isolierten st. BV. ist, wie aus Tabelle 8 ersichtlich, die Anzahl der einzelnen Verletzungen bei Leber, Milz und Dünndarm fast gleich hoch.

Tabelle 8. *Verteilung der isolierten stumpfen Bauchverletzungen*

Organ	operierte Fälle	davon gestorben
Dünndarm	23 = 32%	4 = 17%
Milz	22 = 31%	2 = 9%
Leber	20 = 28%	6 = 30%
Duodenum	1 = 1,4%	1 = 100%
Gallenblase	1 = 1,4%	—
Mesenterium	1 = 1,4%	—
Serosa, Peritoneum ...	3 = 4,8%	—
	71 = 100%	13 = 18%

Verteilung der kombinierten stumpfen Bauchverletzungen

Zum Unterschied von den isolierten st. BV. war bei den kombinierten st. BV. meist keine vollständige Operationstauglichkeit durch Schockbekämpfung zu erreichen. Viele Patienten mußten deshalb noch im schweren Schockzustand aus vitaler Indikation operiert werden. Daß überhaupt ein solches Vorgehen möglich war, ist der modernen Narkosetechnik zu verdanken.

Die gleichzeitige Verletzung eines Hohlorganes und eines parenchymatösen Blutorganes ist prognostisch besonders ungünstig, wie aus Tabelle 9 zu ersehen ist.

Tabelle 9. *Verteilung der kombinierten stumpfen Bauchverletzungen*

Organe	operierte Fälle	davon gestorben
Leber – Milz.....................	2	1
Magen – Milz	3	2
Dünndarm – Dickdarm	4	1
Dünndarm – Mesenterium (traumatische Hernie)	1	1
Dünndarm – Mesenterium	2	—
Dünndarm – Peritoneum – Serosa	2	—
Leber – Pankreas	1	—
Mesenterium – Peritoneum – Serosa	2	—
Magen-multiple Serosarisse	1	1
Dünndarm – Dickdarm – Mesenterium	1	1
Leber – Zwerchfell – Serosa	1	1
Leber – Milz – Pankreas – Dickdarm – Mesenterium – Magen und Choledochus ..	1	1
	21 = 100%	9 = 43%

Nach JONASCH soll die Kombination von Milz-Magen-Ruptur sehr selten sein, weshalb kürzlich von ihm ein derartiger Fall veröffentlicht wurde. Von SWARTSBACH wurde eine derartige kombinierte st. BV. bei einem fünfjährigen Jungen beobachtet. Bei den von SLANY beschriebenen 462 st. BV. (der größten Zusammenstellung von st. BV. in der Weltliteratur) soll nach Jonasch kein einziger Fall einer derartigen kombinierten st. BV. beschrieben sein. Wie aus Tabelle 9 dieser Arbeit hervorgeht, wurden aber im Krankengut der Jahre 1942 bis 1957 im AUKH Graz drei Fälle von kombinierter Milz-Magen-Ruptur behandelt und operiert. Einer dieser Patienten konnte gerettet werden, während zwei postoperativ starben.

Selten dürfte ebenfalls die Kombination einer Leber-Pankreas-Verletzung sein, zumal dieser Patient die Operation überlebt hat und geheilt entlassen werden konnte.

Es handelt sich um einen 22jährigen Hilfsarbeiter, der mit dem Motorrad gestürzt war und eineinhalb Stunden nach dem Unfall operiert wurde. Bei der Operation fanden sich mehrere Risse an der Unterfläche der Leber. Das Omentum minus war quer eingerissen und das stark gequetschte und infarzierte Pankreas lag frei. Im Bauchraum fand sich nur wenig Blut. Der postoperative Verlauf war glatt, der Verletzte konnte nach zwölf Tagen geheilt entlassen werden.

Poigenfürst und Schönbauer berichten über zwei Fälle von Leber-Dünndarmriß und einem Fall von Milz-Magen-Dünndarmriß. Außerdem ist noch ein Fall einer Milz-Pankreas-Thoraxverletzung genannt.

Laut Tabelle 10 sind also von 37 komplizierten st. BV. 26 (= 70% (geheilt worden und 11 (= 30%) gestorben. Der Fall mit der zweizeitigen Milzruptur wurde sieben Tage nach stationärer Aufnahme operiert und konnte geheilt werden.

Eine Beteiligung bzw. Verletzung der Niere war auf Grund des positiven Harnbefundes und der klinischen Symptomatik mindestens bei 35% aller komplizierten st. BV. zu vermuten. Da jedoch hinsichtlich des Verletzungsgrades einer Niere keine zuverlässige Statistik zu erhalten ist, und hinsichtlich einer Nierenverletzung ein weitgehend konservativer therapeutischer Standpunkt vertreten wird, können nur die mit positivem Befund operierten Nierenverletzungen bei den komplizierten st. BV. statistisch ausgewertet werden. In unserem Krankengut wurde bei 39 komplizierten st. BV. mit einer gleichzeitigen Milzruptur und Nierenverletzung siebenmal eine Spätoperation in Form der Nephrectomie durchgeführt, und einmal mußte die linke Niere gleichzeitig mit der Milz von der Laparotomie aus entfernt werden. Insgesamt konnte daher achtmal oder in 18% aller komplizierten Milzrupturen eine gleichzeitige Nebenverletzung an der linken Niere festgestellt und durch den Operationsbefund bestätigt werden. Alle acht Verletzten konnten gerettet werden. Diese Zahl liegt beträchtlich höher als der von anderen Autoren angegebene Prozentsatz. Während D'Allaine in 10% aller Milzverletzungen eine gleichzeitige Verletzung der linken Niere fand, gibt Michelson in seinem Krankengut bereits 12% an.

Rippenbrüche wurden bei 23% aller Milzrupturen festgestellt, gleichzeitiger Hämatothorax in 6% aller derartigen komplizierten st. BV.

Ist die Differentialdiagnose bei den vorher genannten komplizierten st. BV. bereits mit einiger Schwierigkeit verbunden, so wird diese noch wesentlich größer bei gleichzeitiger schwerer Hirnverletzung. Selbst die

Tabelle 10. *Verteilung der komplizierten stumpfen Bauchverletzungen*

Organe	Nebenverletzungen	operierte Fälle	Ausgang
Milz	Niere	8	alle geheilt
Milz	Niere, Knochen	3	alle geheilt
Milz	Knochen	4	alle geheilt
Milz (zweizeitig)	Niere, Knochen, Hirn	1	geheilt
Milz	Niere, Knochen, Hirn	1	gestorben
Leber	Knochen, Hirn	1	gestorben
Leber	Knochen	1	geheilt
Leber	Niere	1	geheilt
Leber – Serosa	Knochen	1	geheilt
Leber	Knochen, Querschnittsläsion	1	gestorben
Leber – Zwerchfell – Serosa	Knochen, Hämatothorax	1	gestorben
Gallenblase	Knochen	1	geheilt
Dünndarm – Serosa	Leistenbrüche, Blasentumor	1	geheilt
Dünndarm	Knochen, Hautwunden	1	geheilt
Dünndarm	Harnröhre, Knochen	1	gestorben
Dünndarm – Dickdarm – Mesenterium	Blase, Knochen	1	gestorben
Dickdarm – Zwerchfell	Lunge, Knochen (Thorako-Lapar.)	1	geheilt
Dickdarm – Mesenterium ..	Knochen, traumatische Hernie	1	gestorben
Pankreas	Knochen	1	gestorben
Ileus, traumatisch	Knochen	1	geheilt
Magen (traum. Riß) – Serosa	Ulcusnarbe (traum. perfor.)	1	gestorben
Magen (traum. Ulcusperforation)	Knochen, Magennarbenulcus	1	gestorben
Peritoneum – Serosa	Niere, Hoden, Knochen	1	gestorben
Serosa	Hirn	1	geheilt
Serosa	Knochen	1	geheilt

37 (geheilt 26, gestorben 11)

Laborbefunde können anfangs uncharakteristisch sein und dürfen bei Verdacht einer st. BV. den Operateur nie von dem geplanten Eingriff abhalten.

Die Krankengeschichten von zwei Patienten seien in diesem Zusammenhang kurz geschildert um zu zeigen, wie schwierig mitunter die Diagnose *stumpfe Bauchverletzung* sein kann.

Ein 23jähriger Hilfsarbeiter wurde von einem Baumstamm an der linken Lendengegend getroffen, erhielt zwei Stunden vor stationärer Einweisung auswärts MO und kam deshalb ohne Schock und in relativ gutem Allgemeinzustand zur Aufnahme. Wegen Serienrippenbrüchen links bekam er ein Tuchcingulum und da der Harn fast rein blutig war, wurde er vorerst unter der Annahme einer Nierenverletzung nur beobachtet und konservativ behandelt. Nach einer Stunde war allerdings das klinische Bild ein völlig anderes. Der Verletzte war unruhig, blaß, erschien schockiert, hatte Schmerzen im linken Oberbauch, eine brettharte Bauchdeckenspannung links oben und in dieser Region als Zeichen der inneren Blutung eine Flankendämpfung. Damit war die Indikation zur sofortigen Laparotomie gegeben, zumal der Zustand rasch bedrohlicher wurde, weshalb an eine Funktionsprobe beider Nieren nicht mehr zu denken war. Aus vitaler Indikation wurde die sofortige Laparotomie durchgeführt, wobei wegen Milzruptur die Splenektomie notwendig war. Es fand sich nach diesem operativen Akt jedoch noch ein großer Retroperitonealriß links, aus dem ständig Blut in den Bauchraum floß. Bei näherer Inspektion ergab sich, daß die linke Niere vollkommen frei lag und in zwei Teile zerrissen war. Aus dem Nierenstiel blutete es so stark, daß keine andere Wahl als die sofortige Nephrektomie übrig blieb, obgleich über die Funktion und das Vorhandensein der anderen Niere nichts bekannt war. Bei weiterer Revision des Bauchraumes mußten noch mehrere große Serosarisse übernäht werden. Der Verletzte konnte 23 Tage nach der Operation geheilt entlassen werden.

Zusammengefaßt sind bei dem vorigen Fall drei Faktoren von besonderem Interesse:

1. Erschwerung der Diagnose, da eine gleichzeitige Milz- und Nierenruptur sowie Serienrippenbrüche links bestanden;

2. Verschleierung des bedrohlichen Zustandes durch eine auswärtige Alkaloidinjektion, zwei Stunden vor stationärer Aufnahme;

3. Vitale Indikation zur Nephrektomie vom Bauchraum aus in einem operativen Akt.

Bei zwei weiteren Fällen komplizierte ein gleichzeitiges Hirntrauma die Diagnose, so daß ein Verletzter erst am dritten Tag und ein Patient sogar erst am fünften Tag operiert wurden, weil die Diagnose nicht früher gestellt werden konnte. Beide Verletzte konnten gerettet werden, und zur Demonstration sei die Krankengeschichte eines Patienten kurz angeführt. Beide Fälle fallen allerdings außerhalb des berichteten Krankenmaterials, da sie erst vor kurzem beobachtet wurden.

Ein 56jähriger Pferdeknecht war durch Pferdehufschlag verletzt worden, ohne daß darüber Angaben zu erhalten waren, welche Körperteile getroffen wurden. Der Verletzte wurde eineinhalb Stunden nach dem Unfall vollkommen bewußtlos mit den Zeichen einer Contusio cerebri stationär aufgenommen. Außerdem bestand ein Jochbeinbruch links. Der Patient war bei Aufnahme blaß, schwer schockiert, hatte aber keine Bauchdeckenabwehrspannung oder Zeichen einer inneren Blutung. Es waren also weder anamnestisch noch klinisch Verdachtssymptome einer st. BV. vorhanden. Als am fünften Tag das Bewußtsein teilweise zurückkehrte, wurde der Patient unruhig und klagte über leichte Schmerzen im Bauch. Wegen zunehmender Blässe wurde ein Blutbild angefertigt, wobei 1,9 Mill. Erythrocyten und ein Hb-Wert von 40% gefunden wurden. Die Atmung war oberflächlich, der Puls flach und frequent, der Patient bot das Bild eines drohenden Kollapses. In diesem Zustand fiel nun eine breite Flankendämpfung links auf, weshalb der Verdacht auf st. BV. entstand und der Verletzte mit Hilfe laufender Bluttransfusionen und nach moderner medikamentöser Operationsvorbereitung in Intubationsnarkose laparotomiert wurde. Der Operationsbefund ergab eine Milzruptur, über zweieinhalb Liter teils flüssiges, teils koaguliertes Blut im Bauchraum, das Netz war teilweise mit dem Milzriß verklebt. Nach der Splenektomie und Resektion der verklebten Netzanteile besserte sich der Zustand des Patienten noch während der Operation derart, daß der Verletzte schließlich ruhig atmete, gut durchblutet aussah und der Puls wieder gut gefüllt erschien. Nach der Operation hellte sich auch das Sensorium weitgehend auf. Am dritten postoperativen Tag bekam der Patient plötzlich ein Delirium tremens, das jedoch sofort erkannt und erfolgreich behandelt wurde. (Er war gewöhnt, täglich zwei bis drei Liter Most zu trinken.) Ein Tag später gesellte sich eine schwere Pleuropneumonie rechts dazu und führte zu einer bedrohlichen Herzkreislaufschwäche. Es gelang aber, auch diese Komplikationen erfolgreich zu behandeln, so daß schließlich nur noch die neurologischen Restzustände nach einer linksseitigen Kontusionsschädigung des Gehirns und eine Art Korsakov-Syndrom festzustellen waren. Inzwischen hatte der Patient noch einen Decubitus bekommen, der ebenfalls im Laufe der postoperativen stationären Behandlung beseitigt werden konnte. Nach 12 Tagen war der Patient ansprechbar, fieberfrei und bei gutem Allgemeinbefinden. Er konnte nach vier Wochen geheilt entlassen werden.

Dieser Fall weist folgende Punkte von allgemeinem Interesse auf:

1. Wegen des schweren Hirntraumas wurde die Milzruptur erst fünf Tage nach stationärer Aufnahme erkannt und erfolgreich operiert (Spätoperation);

2. Bei der Fremdanamnese (in diesem Fall durch die Rettung) wurden keine ausreichenden oder näheren Angaben über Unfallhergang gemacht, weshalb bei dem bewußtlosen Patienten, der einen Jochbeinbruch links hatte, nur eine Kopfverletzung angenommen wurde. Das diagnostische Augenmerk konnte daher nicht auf eine eventuelle st. BV. gelenkt werden;

3. Selbst die Spätoperation einer st. BV. kann noch von Erfolg begleitet sein, sofern keine Verletzung eines Hohlorganes vorliegt;

4. Selbst schwere postoperative Komplikationen können heute mit Hilfe moderner therapeutischer Maßnahmen erfolgreich bekämpft werden.

Bericht über weitere Fälle komplizierter st. BV. von besonderer Bedeutung! Zu den schwersten komplizierten st. BV. aus dem Krankengut der Berichtsjahre 1942—57 zählt die Verletzung eines 34jährigen Diplom-Ingenieurs, der von einem Lastkraftwagen angefahren wurde. Vom Unfallszeitpunkt bis zum Operationsbeginn verging nur knapp eine Stunde. Der Patient war bei Aufnahme schwerstens schockiert und anscheinend nahezu moribund. Trotzdem wurde aus vitaler Indikation noch der Versuch eines operativen Eingriffes unternommen, da darin die einzige Möglichkeit zur Rettung des Lebens bestand. Im schwersten Schockzustand wurde in einschleichender medikamentöser „Winterschlaftherapie" mittels Intubationsnarkose und ständig laufender Infusionen sowie Bluttransfusionen mit der Thorakotomie begonnen, um einen linksseitigen Lungenriß zu versorgen. Da gleichzeitig ein Zwerchfellriß links und eine Dickdarmruptur vorlagen, mußte anschließend unter Verwendung von Muskelrelaxantien die Laparotomie zur Versorgung der verletzten Bauchorgane durchgeführt werden. Bei dieser Zweihöhlenverletzung waren außerdem noch Serienrippenbrüche links vorhanden. Der Verletzte konnte gerettet werden und erfreut sich noch heute, vier Jahre nach dem Unfall, bester Gesundheit und ist voll arbeitsfähig.

Eine weitere Zweihöhlenverletzung wurde wegen Zwerchfellriß rechts und Leberriß bei Verdacht auf gleichzeitigen Lungenriß rechts bei einem 44jährigen Arbeiter operiert. Der Verletzte wurde 25 Minuten nach dem Unfall in schlechtestem Allgemeinzustand, schwerstens schockiert, stationär aufgenommen und 20 Minuten später operiert, obgleich kein operationstauglicher Zustand erreicht werden konnte und der Patient nahezu moribund aussah. Bei der Thorakotomie wurde zwar kein Lungenriß gefunden, sondern nur Pleurablutungen und kleine Risse der Fascia intrathoracica; allerdings konnte der Zwerchfellriß teilweise vom Brustraum aus versorgt werden. Bei der anschließenden Laparotomie war ein großer und tiefer Leberriß zu versorgen, der sich rechts auf das Zwerchfell fortsetzte. Der Verletzte starb vier Stunden nach der Operation an Herz-Kreislaufversagen.

Hervorzuheben sind noch zwei Fälle einer traumatischen Magenperforation bei besonderer Organdisposition (infolge Ulcus ventriculi). Auch diese beiden Fälle waren diagnostisch schwierig zu beurteilen.

Ein 28jähriger Landarbeiter geriet durch scheuende Ochsen unter die Räder eines Fuhrwerkes. Bei der Aufnahme war der Verletzte schwer schockiert, benommen und hatte multiple Knochenbrüche und Rißquetschwunden. Am nächsten Tag war der Patient voll ansprechbar und klagte über Schmerzen im Rücken. Die Röntgenaufnahme der LWS zeigte einen Kompressionsbruch des I.LW, weshalb am nächsten Tag ein Aufrichtungsversuch unternommen und ein Gipsmieder angelegt wurde. Die Beschwerden waren zwar inzwischen etwas stärker geworden und nicht nur im

Rücken, sondern auch am Abdomen vorhanden. Es bestand am oberen Abdomen eine geringe Abwehrspannung, und die Darmperistaltik konnte trotz Einlauf usw. nicht gebessert werden. Alle diese Symptome wurden jedoch irrtümlich als reflektorische Reaktionen bei Wirbelbruch gedeutet. Am nächsten Tag mußte wegen Druckgefühl in der Magengegend und Erbrechen das Gipsmieder entsprechend gelockert und ausgeschnitten werden. Auf Befragen gab der Patient an, nie Magenbeschwerden gehabt zu haben. Vier Tage später kam es unter Temperaturanstieg zu massivem Bluterbrechen, trockener Zunge, vollkommener Stuhl- und Windverhaltung, der Patient zeigte ein bedrohliches abdominales Aussehen. In der Magengegend war eine leichte Bauchdeckenabwehrspannung mit Klopfschmerz feststellbar, weshalb nun das Gipsmieder entfernt und die Laparotomie wegen Verdacht auf Magenruptur ausgeführt wurde. Die Operation zeigte eine ausgedehnte schwere Peritonitis und ein 3 mm großes Loch an der Vorderwand des Magens, wo sich ein kleiner narbiger Bezirk nach abgeheiltem Ulcus ventriculi befand, jedoch keinerlei reaktive oder entzündlichen Veränderungen. Der Verletzte verstarb zwei Stunden nach der Operation an Peritonitis. Die Obduktion bestätigte die Diagnose.

Der zweite Fall einer traumatischen Magenperforation zeigt gegenüber dem vorigen keine Besonderheiten, weshalb er nicht gesondert geschildert wird.

Selten ist die folgende komplizierte st. BV. bei einem 34jährigen Angestellten, der von einem Lkw überfahren wurde und bei der Aufnahme Serienrippenbrüche links, Schulterblattbruch links und Speichenbruch an typischer Stelle links zeigte, außerdem aber noch einen Hämatothorax hatte und eine Pankreaszerreißung aufwies. Die Pankreasverletzung wurde zwar erst bei der Operation erkannt, da anfänglich nur eine Bauchprellung angenommen wurde. Drei Tage nach stationärer Aufnahme wurden die peritonealen Symptome immer stärker, und es kam zu einem paralytischen Ileus. Die zur Klärung der Diagnose ausgeführte Laparotomie nach drei Tagen ergab einen Pankreasriß, dessen Ausmaß nicht genau festgestellt werden konnte. In der Umgebung des Pankreas fanden sich nur 40 ccm Blut und Andauungen des Fettgewebes, das von einer gallertartigen Flüssigkeit umspült erschien. Im Mesenterium waren multiple Infarzierungen sichtbar, jedoch war darüber hinaus kein anderes Organ des Bauchraumes verletzt. Der Verletzte verstarb drei Tage nach der Operation an Pankreasnekrose und Peritonitis. Die Obduktion ergab eine völlige Pankreaszerreißung mit Durchtrennung des Hauptganges.

Zuletzt soll noch über einen Fall eines traumatischen Ileus berichtet werden. Ein 53jähriger Arbeiter kam beim Einspannen eines Stiers unter das Fuhrwerk und wurde eine Stunde nach Aufnahme operiert, da neben anderen Zeichen einer st. BV. eine diffuse Bauchdeckenspannung, trockene Zunge und heftiges Erbrechen bestanden. Die Laparotomie ergab einen traumatischen Strangulationsileus des Dünndarms bei alten Verwachsungen und traumatisch bedingten frischen Ablösungen und frischen Blutungen von Verwachsungssträngen. Die dunkelblau-schwarz verfärbten strangulierten Dünndarmschlingen konnten gelöst werden und zeigten nach einiger Zeit normale Peristaltik, weshalb von einer Resektion abgesehen wurde. 14 Tage nach der Operation konnte der Patient geheilt entlassen werden.

Wie aus Tabelle 10 hervorgeht, konnten bei den 37 komplizierten st. BV. 17mal eine Milzruptur (davon eine zweizeitig) und sechsmal ein Leberriß neben anderen Verletzungen beobachtet werden. Bei drei st. BV. wurde eine traumatische Bauchwandhernie als Nebenverletzung gefunden. Einmal wurde eine traumatische Perforation einer Ovarialcyste operiert, jedoch in dieser Statistik nicht aufgeführt, da sie außerhalb des berichteten Krankengutes fällt und bereits einmal veröffentlicht worden ist (nach Riess).

Während die Mortalität der kombiniert-komplizierten st. BV. bei manchen Autoren noch 70% und mehr betrug, war im Krankengut des AUKH Graz nur eine Mortalitätsquote von 34% bei 58 operierten kombiniert-komplizierten st. BV. festzustellen. Dieser Prozentsatz entspricht nahezu der Mortalitätsziffer bei Milzrupturen, die nach Franz auch noch heute einzelne Autoren verzeichnen müssen. Dagegen können wir bei 45 Fällen der isolierten, kombinierten und komplizierten st. BV., die eine Milzverletzung aufwiesen, nur über sieben Todesfälle berichten, d. h. eine Mortalitätsziffer von 15,5% angeben.

Diagnosestellung

Aufgabe dieser Arbeit kann es nicht sein, die Symptomatik stumpfer Bauchverletzungen eingehend zu erörtern, weshalb hier nur einige wesentliche Punkte angeführt werden sollen. Jedoch ist an Hand der wenigen angeführten Beispiele ersichtlich, daß die Diagnose *stumpfe Bauchverletzung* mitunter sehr schwer sein kann. Da aber aus dem untersuchten Krankengut hervorgeht, daß kein Verletzter an einer übersehenen st. BV. gestorben ist, kann man sagen, daß sowohl Diagnose wie Indikation zur Operation wesentlich besser geworden sind. Im Zweifelsfall sollte man also stets nach dem Leitsatz „in dubio pro re" vorgehen und eher das Risiko einer Probelaparotomie auf sich nehmen, als eine übersehene st. BV. beklagen zu müssen. Durch die Hilfe der modernen Anaesthesie und Schockbekämpfung besteht heute selbst bei schwersten st. BV. und Nebenverletzungen die Möglichkeit, das Operationswagnis zu verantworten. Wie aus den bereits zitierten Krankengeschichten und den Ergebnissen bei den Probelaparotomien zu ersehen war, bestehen hauptsächlich differentialdiagnostische Schwierigkeiten bei Verletzung der Niere, der Rippen, der Wirbel oder ihrer Querfortsätze, ferner bei Beckenbrüchen und Blasenverletzung, sowie vor allem bei bewußtlosen Patienten. Das Bewußtsein kann mehr oder weniger stark getrübt sein bei schwerem Hirntrauma, zentraler Lähmung, cerebraler Fettembolie, Kollapszustand (meist infolge schwerer Nebenverletzungen) und manchmal bei betrunkenen Patiénten.

Zu beachten ist, daß auch Verletzungen der Lunge oder des Herzens zu einem pseudoakuten Abdomen führen können und so auf st. BV. verdächtig sind. Im allgemeinen ist es zweckmäßig, den Verletzten vor, während und eventuell nach Schockbekämpfung mehrmals zu untersuchen, da bei st. BV. der bedrohliche Zustand eher fortlaufend schlechter wird, als sich langsam zu bessern, wie es bei Serienrippenbrüchen und traumatischem Schock (bei Knochenbrüchen, Nierenverletzungen usw.) meist der Fall ist. In dieser Beziehung ist auch eine Unterscheidung zwischen traumatischem und Verblutungsschock von Nutzen. Bei den schweren st. BV. besteht allerdings meist beides. Wir stimmen mit der Ansicht von FRANZ überein, daß selbst das Blutbild in der Diagnose der schweren st. BV. nicht weiter helfen kann und sogar bei Rupturen der Milz oder Leber in den ersten zwölf Stunden fast immer uncharakteristisch ist. Die Symptomatologie bei manchen st. BV., insbesondere bei zweizeitigen Milzrupturen und Spätblutungen der Milz oder Leber macht eine Frühdiagnose oft unmöglich. Ähnlich verhalten sich jene Fälle, wo das verletzte Organ, sei es durch Verkleben von Netzanteilen, sei es infolge starken Blutdruckabfalles und länger bestehenden Schockzustandes, nicht oder sehr wenig blutet, wodurch weder Zeichen einer inneren Blutung noch auffallende peritoneale Symptome entstehen. Die Forderung Boeminghauses, in jedem Fall die Diagnose durch exakte Feststellung der Verhältnisse absolut zu klären und nicht zuzuwarten, ist praktisch undurchführbar, da ansonsten bei jedem Verletzten mit einer Bauchprellung die Probelaparotomie notwendig wäre, ohne daß sich eine entsprechende Symptomatik entwickelt hätte.

Probelaparotomien

Bei zehn der 139 operierten Verletzten des Krankengutes mußte wegen Verdacht auf st. BV. eine Probelaparotomie durchgeführt werden. Wie berichtet, starb von diesen zehn Patienten einer noch während der Operation. Angesichts der Zahl derer, die wegen Bauchprellung aufgenommen wurden und differentialdiagnostisch von den eigentlichen st. BV. abzutrennen waren, ist die Anzahl der Probelaparotomien von 7,2% sehr gering. Bei den zehn Probelaparotomien waren fünfmal Nierenverletzungen links und zweimal Serienrippenbrüche links vorhanden. Die Symptomatik der vorher genannten Nebenverletzungen gaben den Anlaß zur Annahme einer st. BV.

In einem Fall mußte die linke Niere noch während der Probelaparotomie entfernt werden, da eine unstillbare Blutung im Retroperitonealraum bestand und die linke Niere völlig zerrissen war. Bei einem anderen Patienten wurde die Nephrektomie links nach 16 Tagen durchgeführt. Zweimal ergab eine Nierenverletzung, die aber nur konservativ behandelt werden konnte, den Anlaß zur Probelaparotomie, da eine Milzruptur angenommen wurde. Bei einem weiteren Patienten fand sich eine traumatische Rectushernie und eine Nierenquetschung links, weshalb der Verdacht auf st. BV. entstand. Neben diesen fünf Verletzten mit einer Nierenschädigung wurden zwei Patienten operiert, die jedoch nur Serienrippenbrüche links mit großem Hämatothorax zeigten. Wegen zunehmender Anämie und ausstrahlender Schmerzen in der Milzgegend entstand bei diesen beiden Fällen der Verdacht auf st. BV. Schließlich entstand der Verdacht auf Milzruptur bei einem weiteren Verletzten, der Brüche der linken Querfortsätze der LWS und einen Schädeldachbruch hatte. Der zehnte Patient zeigte bei der Probelaparotomie lediglich eine 3 × 3 cm große gerötete und geschwollene Stelle am Magen, jedoch kein Ulcus. Der Patient hatte vor der Operation jedoch mehrmals Blut erbrochen und war aus diesem Grunde und einigen anderen Verdachtssymptomen unter der Annahme einer Magenperforation operiert worden. Wie bereits oben erwähnt, starb nur eine Patientin, die weder bei der Operation noch bei der Obduktion irgendeine Nebenverletzung oder st. BV. aufwies, sondern nur die Zeichen des akuten Herz-Kreislauf-Versagens durch traumatischen Schock bot. Alle anderen Verletzten (neun Probelaparotomien) konnten geheilt entlassen werden.

Ein aktives Vorgehen bei schwersten, nahezu moribund eingelieferten st. BV. ist jedoch berechtigt, wie bereits an Hand von acht Fällen gezeigt wurde. Denn wenn auch sieben moribunde Verletzte noch während bzw. kurz nach der Operation starben, so konnte doch einer gerettet werden. Abgesehen von diesen Fällen, bei denen die Notwendigkeit

Tabelle 11. *Übersicht über zehn Probelaparotomien*

Verletzte Organe	Anzahl der Fälle	Behandlungsausgang
Linke Niere	5	geheilt
Rippen links, Hämatothorax	2	geheilt
Querfortsätze der LWS, Schädel	1	geheilt
Magen (Schleimhautblutung)	1	geheilt
Bauchprellung		
(keine Organverletzung)	1	gestorben (in tabula)
Summe ...	10	geheilt 9 gestorben 1

zum operativen Eingriff aus vitaler Indikation sofort nach Aufnahme eindeutig gegeben war, wurde im AUKH Graz ein aktives Vorgehen gegenüber einer abwartenden Haltung bei Vorhandensein bzw. Entwicklung folgender Kardinalsymptome einer st. BV. bevorzugt, wobei durchschnittlich eine Beobachtungszeit bis zu zwei Stunden notwendig war: Schock, Blässe, rascher Verfall, abdominales Aussehen, lokaler Schmerz, Bauchdeckenspannung bzw. Abwehrspannung, Zeichen der inneren Verblutung (fortschreitende Abblassung der sichtbaren Schleimhäute, Flankendämpfung, zunehmende Anämie im Blutbild, vorgewölbter und druckempfindlicher Douglas bei rectaler Untersuchung, evtl. eine positive Douglaspunktion), Erbrechen, Tympanismus des Abdomens, fehlende Darmperistaltik, trockene Zunge, Atemschmerz am unteren linken oder rechten Rippenbogenrand und evtl. eine Luftsichel in der Röntgenübersichtsaufnahme des Abdomens (wenn eine Ruptur im Magen-Darmtraktbereich vorliegt).

Mitunter sind allerdings nur einzelne dieser Symptome vorhanden. So fehlt bei alten Leuten oft die Bauchdeckenspannung. Manchmal besteht bei Milzruptur ein linksseitiger Schulterschmerz (Kehrsches Zeichen), auch kann bei Milz- oder Leberverletzung manchmal der Phrenicusdruckschmerz (nach SAEGESSER) ausgelöst werden. Viel öfter bestehen allerdings Atmungsschmerzen an der unteren Thoraxpartie, oft auch ziehende Schmerzen in einem oder beiden Schulterblättern. In Rückenlage verstärken sich die Schmerzen bisweilen, jedoch ist die Körperhaltung bei st. BV. diagnostisch nicht zu verwerten.

Der Harn ist in den meisten Fällen wenigstens mikroskopisch blutig, oft aber auch makroskopisch, wobei nicht unbedingt eine Verletzung der Niere bestehen muß, da der blutige Harn als *Crush-Syndrom* bei allen schweren Verletzungen auftreten kann. Meist allerdings besteht eine reflektorische Blasensperre oder sogar völlige Anurie, die jedoch nie zur Urämie führt, da die Funktion einer sonst gesunden Niere nach Verschwinden des akuten Schockzustandes von selber wieder normal wird. Die Blasensperre läßt sich durch Katheterisieren leicht beheben. Der Harnbefund soll aber nie dazu verleiten, nur eine Verletzung der Niere anzunehmen, wenn irgendein Verdacht auf Milzruptur oder Leberverletzung besteht. In diesem Zusammenhang ist die Anamnese oft sehr wichtig, da breitflächig einwirkende Traumen eher zu kombinierten und komplizierten st. BV. führen als zu isolierten Organverletzungen (RIESS).

Der Blutdruck ist beim traumatischen Schock anfangs eher erhöht als erniedrigt, was der allgemeinen akuten *Stress-Reaktion* entspricht, wie schon SELYE feststellte. Die Blutdruckerhöhung beruht teilweise auf Cortisonwirkung infolge Nebennierenüberfunktion, teils neben anderen Faktoren auf die Entleerung der Blutdepots und die Abriegelung des peripheren Gefäßsystems vom zirkulierenden Blutvolumen.

Alte Leute reagieren oft sehr wenig auf das Trauma einer st. BV., so daß die Symptomenarmut die Diagnose stark erschweren kann. Dazu sei die Krankengeschichte eines 79jährigen Auszüglers wiedergegeben.

Der 79jährige Verletzte, der älteste Patient aus unserem Krankengut der st. BV., wurde durch eine Wagenstange am Unterbauch verletzt, kam erst sieben Stunden nach dem Unfall zur Aufnahme, da er in den ersten drei Stunden relativ wenig Beschwerden hatte. Der Verletzte war bei der Aufnahme kaum schockiert, zeigte praktisch keine Abwehrspannung am Abdomen, jedoch stärkeren Meteorismus, Darmgeräusche kaum hörbar, kein Stuhl-, kein Windabgang. Obgleich die Zunge trocken war, bestand kein Erbrechen, Puls 80 pro Minute, gut gefüllt, Leukocyten 6500, rotes Blutbild: 3,3 Mill. Ery, Hb 68%. Blutdruck 160/80. Beidseitig bestanden faustgroße, jedoch leicht reponierbare Leistenbrüche. Die Temperatur war normal. Eine halbe Stunde nach Aufnahme mußte der Patient mehrmals erbrechen, weshalb er nun sofort operiert wurde. Bei der Laparotomie fand sich ein Dünndarmriß, mehrere Serosarisse und eine flächenhafte Blutung des Mesenteriums. Bei weiterer Inspektion des Abdomens wurde ein infiltrierend wachsender Tumor im Douglas festgestellt. Wie sich später herausstellte, handelte es sich um ein bereits inoperables Blasencarcinom. Nachträglich gab der Patient an, schon seit einem halben Jahr öfters blutigen Harn bemerkt zu haben. Auch bei der stationären Aufnahme war der Harn makroskopisch blutig, weshalb zuerst an eine Verletzung der Blase gedacht wurde. Unfallchirurgisch konnte der Patient geheilt werden, obgleich am neunten postoperativen Tag ein Ileus infolge incarcerierter Leistenhernie auftrat, weshalb der Verletzte auf eine chirurgische Abteilung verlegt und dort erfolgreich operiert wurde. Von dort konnte er in gutem Allgemeinzustand entlassen werden, wenngleich die Prognose angesichts des inoperablen Carcinoms auf die Dauer infaust war.

Es sind vier Punkte, die bei dem vorigen Fall von besonderer Bedeutung erscheinen: 1. Der Verletzte war der älteste Patient aus unserem Krankengut der st. BV. 2. Trotz der Schwere der Verletzungen waren die allgemeinen Abwehrreaktionen des Körpers und der Schock auffällig gering. Leukocytenzahl, Blutdruck und Puls waren unauffällig, die Bauchdeckenspannung fehlte fast gänzlich. 3. Bei der Revision des gesamten Bauchraumes wurde als Zufallsbefund ein infiltrierender bösartiger Tumor der Blase gefunden, obgleich wegen des blutigen Harnes eher an eine Verletzung der Blase gedacht worden war. 4. Der Patient bekam postoperativ und damit als anzuerkennende Unfallsfolge einen Ileus infolge Incarceration einer schon vor dem Unfall bestandenen Leistenhernie.

Spätoperationen

Wegen Symptomenarmut oder Verschleierung durch Nebenverletzungen wurden zwei Fälle von Leberriß am zweiten bzw. dritten Tag operiert und drei Milzrupturen je am dritten, vierten und fünften Tag splenektomiert, wobei allerdings zwei Fälle in diesem Jahr beobachtet wurden und daher nicht zu dieser Statistik zählen. Es konnten jedoch alle genannten Patienten gerettet werden.

Einfluß von Medikamenten auf die Diagnosestellung

Es ist bekannt, daß besonders Alkaloide die Symptomatik einer st. BV. völlig verschleiern können und die Differentialdiagnose sehr erschweren. Nur bei sechs Fällen aus unserem Krankengut war laut Information des einweisenden Arztes bekannt, daß vor der stationären Aufnahme ein Alkaloid verabreicht worden war. Bei einer zahlenmäßig nicht zu erfassenden Anzahl von Patienten konnte aber über Art und Name der Injektion nichts in Erfahrung gebracht werden, obgleich vermutlich ein starkes Sedativum vor Einweisung gegeben worden war.

Die Diagnosestellung verzögerte sich infolge der vor der stationären Aufnahme erhaltenen Alkaloidinjektion in fünf Fällen um zwei bis vier Stunden und in einem Fall sogar um 24 Stunden, weshalb dieser Verletzte durch zu spät gestellte Diagnose und Verkennung des bedrohlichen Zustandes einer st. BV. an Peritonitis sterben mußte.

Von den anderen fünf Verletzten starb einer nach 14 Tagen an galliger Peritonitis, aber nicht weil die Diagnose zu spät gestellt war, sondern weil bei der operativen Versorgung eines Leberrisses an der Unterfläche nur eine Naht und keine Tamponade gemacht worden war. Dadurch kam es nicht zu einem abgekapselten Infiltrat, sondern zur Ausbreitung einer diffusen Peritonitis.

Bei dem Verletzten, der nach einer zwei Stunden vor der Einweisung verabreichten MO-Injektion erst 24 Stunden nach stationärer Aufnahme operiert wurde, handelte es sich um einen 53jährigen Hilfsarbeiter, der bei der Laparotomie eine ausgedehnte und schwere Peritonitis und einen Dünndarmriß zeigte. Er starb am ersten postoperativen Tag an Peritonitis.

Aber nicht nur die Alkaloide, sondern auch die in neuerer Zeit vielfach verwendeten Ganglienblocker, ihre Derivate, die Phenothiazine (Largactil usw.) und die Cortisonpräparate können den bedrohlichen Zustand einer st. BV. weitgehend verschleiern, weshalb diese Medikamente während der Beobachtungszeit einer st. BV. so lange nicht verwendet werden sollten, bis die Diagnose gestellt ist oder der Entschluß zum operativen Vorgehen gefaßt ist (EHALT). Später können sie allerdings zur Operationsvorbereitung bzw. Einleitung und bei der Schockbekämpfung von großem Nutzen sein. Da aber alle diese Medikamente sehr komplexe Wirkungen aufweisen und sowohl Temperatur wie Puls, Blutdruck, Blutbild und die übrige Symptomatik beeinflussen, ist ihre Verwendung in der Unfallchirurgie mit besonderen Gefahren verbunden und nur bei genauer Kenntnis und genügender Erfahrung von Erfolg begleitet.

Laborbefunde bei stumpfen Bauchverletzungen

Seit 1946 wird bei allen st. BV. routinemäßig das Blutbild kontrolliert. Da aber auch in den Jahren vorher keine st. BV. bzw. deren bedrohlicher Zustand übersehen worden ist, kann das Blutbild für die Diagnose nichts anderes als einen diagnostisch unterstützenden Wert besitzen, jedoch differentialdiagnostisch nie von Ausschlag gebendem Wert sein. Wenn HELLNER gerade bei schweren st. BV. mit Verletzung

der Blutorgane dem Blutbild eine entscheidende Bedeutung zumißt, so
können wir mit Franz darin übereinstimmen, daß das rote Blutbild für
die Frühdiagnose der schweren st. BV., auch wenn es sich um innere
Blutungen handelt, praktisch von geringem Nutzen ist. Im Krankengut unserer Fälle war nämlich das rote Blutbild in 85% aller Fälle unauffällig und zeigte von der Aufnahme bis zum Operationsbeginn nur
Werte von durchschnittlich 3,6 Mill. Erythrocyten. Nur bei den Spätoperationen am zweiten, dritten und vierten Tag ließ sich bei Verletzung der parenchymatösen Blutorgane ein deutliches Absinken der
roten Blutkörperchen und des Hb-Wertes feststellen. In differential-
diagnostischer Hinsicht ist die Verschlechterung des roten Blutbildes
bei Nebenverletzungen bestimmter Art kaum verwertbar, da diese nicht
nur von einer Blutung im Bauchraum herrühren kann, sondern auch
von einem fortschreitenden Hämatothorax, Nierenrißblutung, Retro-
peritonealblutung usw.

Die Schwere des Krankheitsbildes bei st. BV. ging in unserem Krankengut selten mit der Anzahl der roten Blutkörperchen einher, nicht
einmal Risse bzw. Rupturen der Blutorgane führten in den ersten Tagen
zu einer wesentlichen Anämie. Dazu sei folgender Fall geschildert:

Ein Verletzter mit einer Ruptur der Milz, Knochenbrüchen und
schwerem Hirntrauma zeigte trotz mehrfacher Kontrolluntersuchungen
des Blutbildes noch nach drei Tagen 3,7 Mill. Erythrocyten, obgleich
er sehr blaß aussah. Innerhalb einer Stunde kollabierte dann der Patient plötzlich, der Puls wurde flach und äußerst tachykard, der Blutdruck sank von normalen auf nicht meßbare Werte. Da die st. BV.
wegen der Gehirnverletzung (fachneurologischer Befund: Kontusionsschädigung der linken Hemisphäre) erst jetzt erkannt wurde, andererseits das rote Blutbild trotz mehrfacher Kontrollen dem bedrohlichen
Zustand und der inneren Verblutung nicht entsprach, war der Operationsbefund bei der Laparotomie überraschend. Es fand sich etwa
2½ Liter frisches und koaguliertes Blut im Bauchraum, ferner zeigten
sich mehrere tiefe Milzrisse. Der Verletzte konnte gerettet und geheilt
entlassen werden.

Franz beschreibt in einer kürzlich veröffentlichten Arbeit (siehe Lite-
raturverzeichnis) noch mehr ähnliche Fälle, bei denen das rote Blutbild
völlig normal war.

Die Leukocytenzahl war bei 120 mit positivem Befund operierten
st. BV. 20mal, d. h. in 16,6% aller Fälle normal. Auffällig war, daß
bei Rissen des Dünndarms fast immer eine noch praktisch normale
Leukocystenzahl gefunden wurde. Leukozahlen von 4000 bis 7000 wurden bei Dünndarmriß siebenmal (= 27%) festgestellt. Auch bei drei
Fällen von Leberriß und einem Fall einer Milzruptur war die Leukocytenzahl normal. Bei den übrigen neun Fällen von normaler Leuko-
zahl handelt es sich um kombiniert-komplizierte Verletzungen.

Der errechnete Durchschnittswert der Leukocytenzahl bei isolierten st. BV. ergab folgende Zahlen: Dünndarm 8300, Leber 15000,
Milz 18000.

Von den Laborbefunden seien neben dem Blutbild noch die unspezifischen Eiweißreaktionen (allgemein Leberfunktionsproben genannt) erwähnt, da bei allen Verletzungen der Leber postoperative Kontrolluntersuchungen während des stationären Aufenthaltes gemacht wurden, allerdings erst seit etwa zwei Jahren. Um das Ergebnis dieser Untersuchungen vorwegzunehmen, sei festgestellt, daß in keinem Fall ein faßbarer Schaden der Leberfunktion in den ersten drei Monaten nach der Operation eines Leberrisses gefunden werden konnte. Über die Spätergebnisse traumatischer Leberschäden können wir erst später berichten, da derzeit eine Reihe entsprechender Fälle der letzten zehn Jahre nachuntersucht werden. Jedenfalls sind Frühschäden sehr selten und treten nicht einmal nach schwerstem Lebertrauma auf, wie folgender Fall beweist:

Ein 24jähriger Förster geriet beim Holzverladen unter einen LKW und wurde fünf Stunden nach dem Unfall aufgenommen. Der Patient wurde wegen Verdacht auf Leberriß nach einstündiger Schockbekämpfung und Kontrolle des Blutbildes (Leuko 13000, Ery 4,3 Mill.) operiert. Außerdem bestanden noch ein Sitz- und Schambeinbruch links. Die Laparotomie ergab über zwei Liter Blut im Bauchraum, an der Leberkuppe, Unterseite und Vorderseite waren sehr tiefe klaffende Risse zu sehen. Zerquetschte kleine Leberläppchen lagen frei in der Bauchhöhle herum. Nach operativer Versorgung der Leberrisse mit Nähten und Spongostan sowie ausgiebiger Tamponade, Reinigung der Bauchhöhle und Reinfusion des aus dem Bauchraum gewonnenen Blutes, erfolgte der Wundverschluß. In den ersten drei postoperativen Tagen sank das rote Blutbild auf Werte von Hb = 59% bei 2,9 Mill. Ery, weil der Patient jede Fremdblutinfusion aus religiösen Gründen ablehnte. Am sechsten postoperativen Tag hatte der Patient einen Hb-Wert von 40% und nur noch 2,050 Mill. Ery; der Streifen wurde entfernt, wobei reichlich nekrotische Leberpartikel aus der Wunde heraussezernierten. Die Kontrolle der Leberfunktionen (Thymoltrübungstest, WELTMANN-KB, TAKATA-Ara, Zinksulfat-Test und Bilirubinwert) nach weiteren vier Tagen zeigte keine pathologischen Werte im Sinne eines Leberschadens. Selbst die elektrophoretische Bestimmung der Eiweißkörper (nach WUHRMANN) ergab lediglich eine geringe Dysproteinämie, aber nicht die sonst üblichen Werte bei Leberschaden. Nach drei postoperativen Wochen (der Patient hatte doch schließlich eingewilligt, sich eine Bluttransfusion machen zu lassen) war eine fistelnde subphrenische Infiltration entstanden, aus der immer wieder nekrotische Leberpartikel heraussezernierten. Bei der operativen Revision fand sich eine glattwandige Höhle mit einer Handvoll nekrotischer Lebersequester. Nach Ausräumung dieses abgekapselten Infiltrates fieberte der Patient ab und konnte nach weiteren acht Wochen mit normaler Leberfunktion geheilt entlassen werden.

Dieser Fall zeigt, daß selbst der traumatische Verlust von relativ viel Lebergewebe das Leben des Verletzten nicht beeinträchtigt hat und wenigstens in den ersten drei postoperativen Monaten keine faßbare Leberfunktionsstörung hinterließ.

Schockbekämpfung bei stumpfen Bauchverletzungen

Seit 1949 wird im AUKH Graz eine planmäßige Schockbekämpfung bei allen Unfällen durch den Anaesthesisten durchgeführt. Ihm obliegt auch die Bereitstellung entsprechender Blutkonserven und die Überwachung der Blutbank. Außerdem werden von ihm oder der medizinisch-technischen Assistentin die erforderlichen Laboruntersuchungen durchgeführt. Während der Beobachtungszeit erhält der Verletzte keine Alkaloide. Wer nicht spontan urinieren kann, wird katheterisiert, Puls, Blutdruck und Durchblutung der sichtbaren Schleimhäute werden ständig kontrolliert. Psychische Beruhigung und Applikation von Wärme sind wesentliche Faktoren der Schockbekämpfung. Obgleich die vorher genannten Maßnahmen schon seit mehr als zehn Jahren durchgeführt werden und beibehalten wurden, hat sich andererseits in der medikamentösen Schockbehandlung vieles in den letzten paar Jahren geändert.

Wenn einige Autoren bei st. BV. zwischen traumatischem und Verblutungsschock unterscheiden, so muß man diese Ansicht dahingehend erweitern, daß in den meisten Fällen (dieser Art von st. BV.) beide Faktoren vorhanden sind. Außerdem darf von einem Schock eigentlich nicht mehr gesprochen werden, wenn bereits ein Kollaps vorliegt. Der reine traumatische Schock ist in seiner Vielfalt von wirksamen Momenten bis heute noch nicht ganz geklärt. Er ist anders als der Schock bei schweren Infektionskrankheiten, Herzinfarkt, Verbrennungen, Magendurchbruch bei Magengeschwüren usw. Toxische Einflüsse spielen primär keine große Rolle, dagegen werden einzelne Reaktionen rein psychisch ausgelöst. Seit SELYE wissen wir, daß der akute traumatische Schock für den ganzen Körper eine maximale *Stress-Reaktion* auslöst, wobei sehr komplexe Wechselwirkungen zwischen Psyche, Großhirn, Zwischenhirn, Hypophyse und Nebenniere bestehen. Außerdem werden noch neurovegetative und neuro-zirkulatorische Regulationsmechanismen in Gang gesetzt, wie durch den Goltzschen Klopfversuch bewiesen werden konnte. Nicht zuletzt werden sämtliche innersekretorischen Drüsen beeinflußt, es entsteht sekundär eine Sensibilisierung gegen körpereigene Stoffe, die durch Zertrümmerung von Gewebe in die Blutbahn gelangen. Während das periphere Gefäßsystem, besonders das der Haut, von der zirkulierenden Blutmenge abgeriegelt wird, entleeren sich die Blutdepots der Organe im Bauchraum, um so das zirkulierende Blutvolumen des gesamten Körpers wenigstens gleich hoch wie vorher zu halten. Deshalb bleibt auch der Blutdruck auf derselben Höhe wie vorher oder steigt sogar etwas an. Im Harn steigen als Zeichen des akuten *Stress* infolge Überfunktion der Nebenniere die Steroide stark an, vorübergehende Hyperglykämie und Glykosurie können ebenfalls auftreten. Wenn keine innere Blutung besteht, kommt es beim Schock zu einem übermäßigen Austritt von Plasma ins Gewebe, weshalb in diesen Fällen Blutersatz- bzw. Plasmainfusionen gute Dienste leisten. Beim kombinierten traumatischen und Verblutungsschock ist jedoch vor jedweder medikamentöser Therapie der Kreislauf durch Bluttransfusionen aufzufüllen, da sonst bei plötzlicher Durchbrechung der Blutsperre in der Peripherie durch Absinken des Venendruckes das Herz leer schlagen würde und ein gefährlicher Herz-Kreislauf-Kollaps eintritt, verbunden mit allgemeiner Anoxämie und Schädigung der zentralen Regulatoren. Das Wesentliche der modernen Schockbekämpfung beruht auf praktischen Folgerungen aus den vorher erwähnten Erkenntnissen. Während die zentral wirksamen Herz-Kreislauf-Mittel in der Schockbekämpfung nur sehr wenig verwendet und erst beim Kollaps mit Berechtigung angewendet werden, liegt heute das Hauptaugenmerk auf der Verhinderung der akuten *Stress-Reaktion* bzw. deren Auswirkung, so daß versucht wird, den Körper zu desensibilisieren. Dies wird durch die „Heilschlaftherapie" in Kombination mit anderen therapeutischen Maßnahmen erreicht. Praktisch werden dabei alle humoral und neuro-vegetativ wirksamen Reflexe, also auch die viscerocutanen Schmerzreflexe, weitgehend unterbrochen und die Körperfunktionen künstlich auf ein Mindestmaß herabgesetzt. Der Stoffwechsel und der Sauerstoffverbrauch wird so gering wie möglich gehalten, die Körpertemperatur sinkt ab, weshalb auch von *medikamentöser Winterschlaftherapie* gesprochen wird. Die reflektorische Abriegelung des Gefäßsystems der Haut u. a. von der zirkulierenden Blutmenge wird durchbrochen, weshalb vor der medikamentösen Behandlung der Kreislauf sorgfältig aufgefüllt werden muß. Über die Medikamente und die Erfahrungen mit den einzelnen Präparaten bei dieser Art der Schockbekämpfung besteht bereits eine umfangreiche Literatur, weshalb hier nur die Phenothiazine (Largactil, Megaphen), Mepromate (Miltown usw.), Antihistamine (Phenergan usw.), Ganglienblocker (Pendiomid, C_6, Sympathektoman usw.), Rauwolfia (Serpasil, Reserpin usw.) und die Cortisonpräparate bzw. deren Derivate genannt seien. Die vorher genannten Medikamente potenzieren sich in gewissen Kombinationen untereinander und können als Basisnarkoticum verwendet werden. Ihr weiterer Vorteil liegt in der enormen Einsparung von Narkosemitteln, wodurch eine schonendere Operation möglich ist. Der Nachteil besteht im völligen Verschleiern jeder typischen Symptomatik und der Verhinderung von Abwehrreaktionen des Körpers, weshalb prophylaktisch ein Antibioticum gegeben werden sollte. Es ist zum Beispiel bekannt, daß unter Cortisontherapie eine Magen- oder Darmperforation völlig unbemerkt verlaufen kann und selbst bei schweren Eiterungen keinerlei Abwehrreaktion des Körpers entsteht. Die Behandlung mit den obengenannten Medikamenten muß einschleichend erfolgen. Sie dürfen nicht abrupt abgesetzt werden, da sonst ein Herz-Kreislauf-Kollaps entstehen kann oder schwere Störungen im Mineralhaushalt auftreten. Zwecks Operationsvorbereitung wird zusätzlich von allen Alkaloiden nur Dolantin (Alodan) verwendet, meist in Kombination mit Phenergan und Largactil. Die einzelnen Medikamente haben eine potenzierte Wirkung. Die Behandlung des traumatischen Schocks muß den jeweiligen Erfordernissen gerecht werden, weshalb nicht alle obenerwähnten Präparate gleichzeitig und in jedem Fall verwendet werden. Angesichts der Schwierigkeit und der Gefahren einer modernen Schocktherapie sollte die Verwendung der obengenannten Medikamente dem erfahrenen Fachanaesthesisten vorbehalten bleiben.

Anaesthesie bei stumpfen Bauchverletzungen

Wie bereits vorhin erwähnt, geht die moderne Schockbekämpfung fließend über in die medikamentöse Operationsvorbereitung. Dazu dient vor allem die Kombination eines Phenothiazinpräparates (Largactil) mit einem Antihistamin (Phenergan) und einem Alkaloid (Dolantin). Diese Kombination stellt keineswegs nur eine Summation der einzelnen Komponenten dar, sondern zeigt einen potenzierten Effekt. Mit Hilfe von Muskelrelaxantien wird durch diese *Winterschlaftherapie* die Intubationsnarkose eingeleitet. Bluttransfusionen und Blutersatzinfusionen tragen weiterhin dazu bei, das Operationsrisiko, besonders für den alten Menschen, zu verringern und auch die Operation bei den Schwerstverletzten und Schwerstschockierten schonender zu gestalten. Bei manchen Verletzungen, wie z. B. den Zweihöhlenverletzungen, war erst durch die moderne Anaesthesie ein operativer Erfolg möglich.

Zeit vom Unfall bis zur Operation
a) Zeit vom Unfall bis zur stationären Aufnahme

Das größte Zeitinterval vom Unfall bis zur Einlieferung in unser AUKH war mit 34 Stunden bei einem 49jährigen Verletzten vorhanden. Er war auswärts behandelt, aber nicht operiert worden. Bei der Operation eine Stunde nach stationärer Aufnahme im AUKH Graz wurde eine diffuse Peritonitis und ein Dünndarmriß festgestellt. Der Verletzte verstarb jedoch am siebenten postoperativen Tag an Peritonitis (Tab. 16). Die kürzeste Zeit vom Unfall bis zur Aufnahme belief sich auf 15 Minuten, die längste auf neuneinhalb Stunden, wenn man von dem oben angeführten Fall absieht. Es handelte sich dabei um einen 66jährigen Landwirt, wohnhaft 70 km vom AUKH Graz entfernt. Der Verletzte war von einem Lindbaum am Bauch getroffen worden und kam in verfallenem Zustand, fast moribund, zur Aufnahme. Die Operation nach 25 Minuten ergab eine diffuse Peritonitis, Speisereste im Abdomen und einen Riß des Dünndarms. Der Patient starb acht Stunden nach der Operation an Peritonitis.

Während eine längere Zeit als acht bis zehn Stunden bei Verletzung eines Hohlorganes gewöhnlich prognostisch von vornherein sehr ungünstig war, da dann immer eine Peritonitis bestand, wurden noch wesentlich längere Zeitintervalle bei Verletzung eines parenchymatösen Blutorganes beobachtet. Über einen Fall einer Milzruptur, der erst nach fünf Tagen operiert wurde und trotzdem gerettet werden konnte, ist schon berichtet worden. Selbstverständlich kann das Zeitintervall zwischen Unfall und Operation bei zweizeitigen Milzrupturen und traumatischen Spätblutungen von Leber oder Milz noch wesentlich größer sein. So berichteten wir in dieser Arbeit über ein siebentägiges Intervall bei einer zweizeitigen Milzruptur, Jakob und Weber ebenfalls über ein freies siebentägiges Intervall, Pfeifer und Bumm sogar über ein solches von zwölf Tagen, Schmidt über eine zweizeitige Milzruptur nach 29 Tagen und Kohn, Naegeli, Engelmann und Hitzler glauben noch längere Zeitintervalle bis zu sechs Monaten nach dem Unfall gesehen zu haben.

Die meisten Unfälle wurden aus dem Landgebiet mit teilweisen noch sehr schlechten Wegverhältnissen eingeliefert. Manchmal mußten dabei von der Rettung Entfernungen von über 100 km bewältigt werden. Dieser Umstand wirkt sich natürlich auf die Prognose der st. BV. ungünstig aus. Es ist aber dem raschen Einsatz des Rettungswesens zu verdanken, daß die Einlieferungszeit in den letzten Jahren wesentlich verkürzt werden konnte.

Zu beachten ist auch, daß manche Verletzte trotz einer st. BV. noch mehr oder weniger lange Zeit bei gutem Allgemeinbefinden sind und sogar noch weiter arbeiten können, wie folgender Fall zeigt.

Ein 34jähriger Zimmerer wurde von einem Brett am Bauch verletzt, verspürte aber kurze Zeit nach dem Unfall so wenig Schmerzen, daß er die Arbeit wieder aufnahm und sogar über vier Stunden herumging, bevor es zum eigentlichen Krankheitsgefühl mit plötzlichem Erbrechen und geringen Schmerzen im Abdomen kam. Nach weiteren vier Stunden Beobachtung wies ihn der praktische Arzt wegen Verdacht auf st. BV. zur stationären Aufnahme ein. Erst neun Stunden nach dem Unfall war der Verletzte unruhig, hatte starke Schmerzen, heftigen Brechreiz, trockene Zunge und Abwehrspannung. Die Laparotomie neuneinhalb Stunden nach dem Unfall ergab einen 2 cm großen Dünndarmriß mit Infarzierung der Umgebung, mehrere Serosarisse und eine diffuse Peritonitis. Es mußten 20 cm des Dünndarms reseziert werden. Der Verletzte konnte 14 Tage später geheilt entlassen werden.

In der Literatur sind Fälle von Milzverletzung beschrieben, die sogar zu Fuß in die Ambulanz kamen.

b) Zeitdauer von der stationären Aufnahme bis zur Operation

Über die Spätoperationen wurde bereits berichtet. Außer den zweizeitigen Milzrupturen und traumatischen Spätblutungen von Milz oder Leber, wurde auch eine Pankreasverletzung erst am dritten Tag operiert, da die Symptome vorher kaum verdächtig waren. Der Verletzte starb jedoch infolge Zerreißung des Pankreas drei Tage nach der Operation an Pankreasnekrose und Peritonitis. Ein freies Intervall bei traumatischer Spätblutung der Milz soll nach HAGENY in 50% aller Fälle in der ersten Woche und in 20% bis zum Ende der zweiten Woche auftreten können. Wir haben ein solches von drei Tagen bei einem 19jährigen Landwirtssohn, der bei einem Verkehrsunfall verletzt worden war, beobachtet. Bei der Aufnahme hatte er eine Schulterprellung links, keinerlei Zeichen einer inneren Blutung, kein Meteorismus, Darmperistaltik gut, keinerlei Abwehrspannung am Abdomen, jedoch die Zeichen einer Nierenquetschung links. Es bestand daneben ein Unterschenkelbruch links mit traumatischem Schockzustand. Am nächsten Tag waren weder Zeichen der inneren Blutung vorhanden, noch die Zeichen nach KEHR (ziehender Schulterschmerz links) oder SAEGESSER (Druckschmerz des Phrenicus) positiv auslösbar. Nach drei Tagen war plötzlich der Milzrand tastbar und druckempfindlich. Eine Flankendämpfung war aber nicht nachweisbar. Bei der Laparotomie am dritten Tag wurde eine stark vergrößerte Milz (histologisch: fibröse Hyperplasie) gefunden, wobei aus einem Kapselriß die Milzpulpa wie eine Hernie herausragte und mäßig blutete. Der Verletzte konnte vier Wochen später mit versorgtem Unterschenkelbruch in ambulante Behandlung entlassen werden, obgleich es am zweiten postoperativen Tag noch zu dem bedrohlichen Bild eines paralytischen Ileus gekommen war. Diese Komplikation konnte jedoch sofort richtig erkannt und erfolgreich behandelt werden.

Da vom Unfallzeitpunkt bis zur Aufnahme zwangsläufig eine gewisse Zeit verstreicht und diese bei dem Krankengut des AUKH Graz von dem räumlich weit ausgedehnten, unfallchirurgisch zu versorgenden Gebiet abhängt, mußte nach Möglichkeit danach getrachtet werden, die Beobachtungszeit und Schockbekämpfung so kurz wie möglich zu halten. Deshalb wird derzeit eine Zeit von eineinhalb Stunden zur Beobachtung und Schockbehandlung als ausreichend angesehen. In Einzelfällen waren und sind natürlich längere Beobachtungszeiten notwendig. Während 1942 bis 1945 bei allen st. BV. jedoch noch eine durchschnittliche Zeit von drei Stunden von der Aufnahme bis zur Operation verging, konnte diese Beobachtungszeit 1954 bis 1957 auf eineinhalb Stunden reduziert und gleichzeitig zur Schockbekämpfung verwendet werden. 13 Verletzte wurden innerhalb der ersten halben Stunde operiert.

Altersverteilung der Patienten mit stumpfen Bauchverletzungen

Der jüngste Verletzte aus unserem Krankengut war 15 Jahre alt, der älteste 79. Prognostisch sind jedoch die anderen Faktoren bei einer st. BV. wichtiger als das Alter des Patienten. Rund ein Drittel aller Verletzten mit st. BV. war zwischen 51 und 60 Jahre alt. Die meisten Patienten dieser Altersgruppe waren Landarbeiter oder selbständige Bauern.

Tabelle 12. *Altersgruppe der stumpfen Bauchverletzungen*

Altersgruppe	10—20	21—30	31—40	41—50	51—60	61—70	71—80	über 80	Summe
Anzahl der st. BV. ...	3	13	21	33	41	15	3	0	129
Prozentsatz...	2,1	10	16,8	25	32	12	2,1	0	100

Tabelle 13. *Altersgruppe der Todesfälle nach operierten stumpfen Bauchverletzungen*

Altersgruppe	10—20	21—30	31—40	41—50	51—60	61—70	71—80	Summe
Anzahl der Todesfälle	1	4	7	9	7	5	0	33
Prozentsatz...	3	12,1	21	27,3	21,2	15,2	0	100

Die meisten Todesfälle hat nach obiger Tabelle die Altersgruppe von 41 bis 50 Jahren zu verzeichnen, während andererseits die meisten operierten st. BV. in die Altersgruppe von 51 bis 60 Jahre fallen.

Die einzelnen Todesfälle und Todesursachen sind in den Tabellen 17, 18 und 19 zusammengestellt.

Operationstechnik

Zweck dieser Arbeit kann und soll es nicht sein, über die operativen Verfahren bei st. BV. Einzelheiten zu berichten. Bei Durchsicht des Krankengutes konnte jedoch festgestellt werden, daß die Prognose der st. BV. nicht so sehr durch eine Verbesserung der Operationstechnik als durch genauere und raschere Diagnosestellung und Verbesserung der anderen Faktoren günstiger geworden ist. Die operative Technik soll deshalb hier nur insofern erwähnt werden, als sie zum Beispiel bei der Versorgung von schlecht zugänglichen Leberrissen von Bedeutung ist. Besonders bei Rissen an der Leberkuppe und Leberhinterfläche sollte immer eine ausgiebige Tamponade gemacht werden (EHALT). Dieses Verfahren hat den Vorteil der besseren Blutstillung und der langsamen Abkapselung des Leberrißherdes, wodurch sich eine eventuell entstehende lokale Peritonitis nicht zu einer diffusen meist galligen Peritonitis ausbreiten kann. Dazu sei der folgende Fall demonstriert:

Ein 63jähriger Landarbeiter wurde zwei Stunden nach dem Unfall aufgenommen und zwei Stunden später wegen eines Leberrisses laparotomiert. Er hatte vor der Einweisung Scophedal erhalten, weshalb die Diagnose erst nach zwei Stunden geklärt werden konnte. Der 2 cm große Riß an der hinteren Leberunterfläche wurde genäht und mit Spongostan überdeckt, jedoch keine Streifentamponade durchgeführt. Primärer Wundverschluß. Postoperativ traten nach einer Woche peritonitische Zeichen bei Ileusverdacht auf. Die Relaparatomie ergab außer einem paralytischen Ileus eine schwere gallige diffuse Peritonitis mit etwa drei Liter trüb-seröser und galliger Flüssigkeit im Bauchraum. Eine Woche später starb der Patient an seiner Peritonitis, was auch durch die Obduktion bestätigt wurde. Dieser Verletzte wäre wahrscheinlich gerettet worden, wenn eine Tamponade des Leberrisses durchgeführt worden wäre.

Wir haben in letzter Zeit bei vier Fällen, die eine bedeutend schwerere Leberverletzung aufwiesen, immer eine ausgiebige Tamponade durchgeführt und dabei keinen der Patienten verloren, obgleich zwei Verletzte erst am zweiten Tag und einer erst am dritten Tag operiert wurden. Von dem vierten Patienten, einem 24jährigen Förster, wurde schon berichtet. Er wäre sicherlich wegen der Sequestrierung von Leberteilchen ohne Tamponade und bei primären Wundverschluß an Peritonitis gestorben, während durch die Tamponade ein abgekapseltes subphrenisches Infiltrat entstand, das vollkommen ausgeräumt werden konnte.

Postoperative Behandlungsdauer der stumpfen Bauchverletzungen

Die stationäre Behandlungsdauer der st. BV. betrug bis 1945 durchschnittlich einen Monat 15 Tage, 1946 bis 1949 noch einen Monat 10 Tage, und konnte 1954 bis 1957 bereits auf 20 Tage verkürzt werden. Im allgemeinen fiel sie in den letzten Jahren mit der normalen Wundheilungsdauer zusammen. Postoperative Komplikationen sind viel seltener geworden und die früher so gefürchtete postoperative Peritonitis wird heute prophylaktisch mit Antibioticis behandelt. Die übrige postoperative Therapie gleicht der Behandlung nach Operationen der allgemeinen Bauchchirurgie.

Mortalität der stumpfen Bauchverletzungen

Von den 129 mit positivem Befund operierten Patienten starben 33 Verletzte, das sind 25,6%. Diese Mortalitätsziffer bezieht sich auf einen Zeitraum von 16 Jahren, nämlich von 1942 bis 1957. Wie berichtet, starb von den zehn Probelaparotomien ein Patient. Während aber im Zeitraum von 1942 bis 1947 von 16 operierten st. BV. noch sechs Fälle, d. h. 37,5% starben, war bei dem operierten Krankengut aus 113 Fällen in den Jahren 1948 bis 1957 (zehn Jahre) nur eine Mortalität von 23,9% feststellbar (27 Todesfälle). Wie aus dem Schrifttum zu entnehmen ist, verzeichnen andere Autoren eine viel höhere Mortalität. SLANY fand bei 94 operierten st. BV. aus den Jahren 1926 bis 1947 noch eine Mortalität von 41,5%. In den ersten vier Stunden nach Einlieferung starben trotz

Operation nur acht Patienten von allen 129 operierten st. BV. (= 6,2%). Nach Franz haben manche Autoren in der ersten Stunde nach Einlieferung bis zu 51,8% Todesfälle bei Milzverletzung und in den ersten sechs Stunden bis zu 39,5% Mortalität bei traumatischer Leberschädigung zu verzeichnen. Wir haben in unserem Krankengut bei Milzverletzung überhaupt nur eine Mortalität von 9%, bei allen isolierten, kombinierten und komplizierten Leberverletzungen in den ersten sechs Stunden eine Mortalitätsquote von 20%. Bei diesen Fällen sind aber noch die fast moribund eingelieferten st. BV. berücksichtigt und mitgezählt. Die Mortalität der kombinierten st. BV. beträgt nach einzelnen Autoren bis zu 71%, während diese im Krankengut unserer Berichtsjahre mit 43% wesentlich geringer ist. Es muß aber dabei betont werden, daß selbst aussichtslos und nahezu moribund erscheinende Fälle noch operiert wurden, da darin die einzige Möglichkeit zur Rettung des Lebens bestand. Über acht derartige Verletzte, von denen noch einer gerettet werden konnte, wurde berichtet (siehe auch Bericht über Todesfälle, Tab. 17, 18 u. 19). Außerdem muß nochmals hervorgehoben werden, daß die Zeit vom Unfall bis zur stationären Aufnahme bei vielen Patienten relativ groß war, da es sich oft um große Entfernungen des Unfallortes vom AUKH Graz handelte. Die Prognose der st. BV. ist in den letzten zehn Jahren wesentlich besser geworden, wie aus folgenden Tabellen hervorgeht.

Tabelle 14. *Verhältnis der Todesfälle zu der Anzahl der operierten stumpfen Bauchverletzungen*

Zeitraum	Anzahl der operierten st. BV.	Todesfälle	Prozentsatz
1942—45	9	4	44,4
1946—49	26	8	30,7
1950—53	31	8	25,8
1954—57	63	13	20,6
1942—57	129	33	25,6

Bei Berücksichtigung der Kriegs- bzw. Nachkriegsjahre einerseits und der letzten zehn Jahre andererseits ergibt sich folgende Verteilung der Todesfälle.

Tabelle 14a. *Verhältnis der Todesfälle zu den operierten stumpfen Bauchverletzungen in den Jahren 1942—47 und im Zeitabschnitt 1948—57*

Zeitraum	Anzahl der operativen st. BV.	Todesfälle	Prozentsatz
1942—47 (6 Jahre)	16	6	37,5
1948—57 (10 Jahre)	113	27	23,9
1942—57 (16 Jahre)	129	33	25,6

Tabelle 15. *Verteilung der Todesfälle auf die operierten, isolierten, kombinierten und komplizierten st. BV.*

isolierte st. BV. ...... = 18%
kombinierte st. BV. .. = 43%} kombiniert-komplizierte st. BV. = 34%
komplizierte st. BV. ... = 30%

Der postoperative Tod trat bei den 33 Todesfällen nach 129 operierten st. BV. in 95% aller Fälle innerhalb der ersten beiden Wochen ein, so daß diese Zeit als prognostisch entscheidende Zeitspanne angesehen werden kann. Sie fällt in den meisten Fällen mit der normalen Wundheilungsdauer zusammen.

Tabelle 16

Die Anzahl der postoperativen Todesfälle und ihre postoperative Überlebensdauer

Anzahl der Todesfälle	postoperative Überlebensdauer bis
9	4 Stunden
7	1 Tag
15	2 Wochen
2	1 Monat
33	

Die Todesfälle und ihre Relation zu den einzelnen Organverletzungen sind aus den Tabellen 8, 9 und 10 ersichtlich.

Das Absinken der Mortalität trotz Zunahme der Anzahl an operierten st. BV. und Ansteigen der stationären Aufnahmen geht eindrucksvoll aus folgender Illustration hervor.

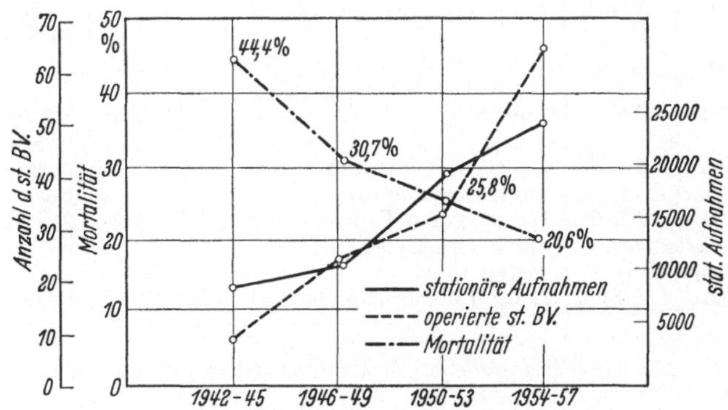

Abb. 1. Graphische Darstellung der stationären Aufnahmen, der operierten st. BV. und der prozentuellen Mortalität

Schlußfolgerung

Aus dem Krankengut des AUKH Graz wird über 139 st. BV. während einer Zeitperiode von 1942 bis 1957 (16 Jahre) berichtet. In zehn Fällen war eine Probelaparotomie notwendig, während bei 129 Verletzten ein positiver Operationsbefund erhoben wurde. An Hand der Behandlungsergebnisse wird die Frage beantwortet, ob und warum die Prognose der stumpfen Bauchverletzungen in den letzten zehn Berichtsjahren von 1948 bis 1957 besser geworden ist. Während in sechs Berichtsjahren von 1942 bis 1947 noch eine Mortalität von 37,5% zu verzeichnen war, sank die Sterblichkeitsziffer der operierten st. BV. in den zehn Berichtsjahren von 1948 bis 1957 auf 23,9%. Im Gesamtkrankengut von 16 Jahren in einem Zeitraum von 1942 bis 1957 starben von 129 operierten st. BV. 33 Verletzte, was einer Sterblichkeitsziffer von 25,6% entspricht. Von den zehn Probelaparotomien ging ein Fall verloren. Wie in Tab. 14 angegeben ist, sank die Mortalität von 44,4% in den Jahren 1942 bis 1945 auf die niedrige Quote von 20,6% in den Jahren 1954 bis

Bericht über die 33 Todesfälle nach 129 operierten st. BV. aus den Jahren 1942–1957
Tabelle 17. *Die 13 Todesfälle bei 71 isolierten stumpfen Bauchverletzungen*

Alter	Ein-lieferungs-zeit	Zeit nach stationärer Aufnahme bis Op.	Verletztes Organ	Todestag (Std.) post. Op.	Todesursache
21	6 Std.	10 Std.	Duodenum (Perforation a. d. Hinterwand; Peritonitis)	Exitus in Tabula	Reflektorische Herzhemmung durch Schock
49	34 Std.	1 Std.	Dünndarm (Peritonitis)	7. Tag	Peritonitis
53	2½ Std. auswärts vorher MO	24 Std.	Dünndarm	1. Tag	Peritonitis
35	2 Std.	3 Std.	Dünndarm	2. Tag	Peritonitis
66	9½ Std.	½ Std.	Dünndarm (Peritonitis)	1. Tag	Peritonitis
19	½ Std.	1 Std.	Milz	3 Std.	Herz- u. Kreislaufversagen
44	2 Std.	½ Std.	Milz (bei Einlief. fast morib.)	4 Std.	Herz- u. Kreislaufversagen
51	3 Std.	1 Std.	Leber (Hämatothorax re)	5. Tag	paralyt. Ileus Peritonitis
36	1 Std.	1½ Std.	Leber (Nierenprellung re; am 9. Tag Relaparotomie)	9. Tag	Coli-Peritonitis
64	3 Std.	2 Std.	Leber	14. Tag	Pleuropneumonie
39	6 Std.	2 Std.	Leber (Hämatothorax re; Rippenbrüche re)	1 Monat	paralyt. Ileus Peritonitis
63	2 Std. (auswärts vorher Scophedal)	2 Std.	Leber (keine Tamponade; am 7. Tag Relaparotomie wegen Ileus)	14. Tag	gallige Peritonitis
51	3 Std.	½ Std.	Leber (morib. eingeliefert)	2 Std.	Herz- u. Kreislaufversagen

Tabelle 18. *Die neun Todesfälle bei 21 kombinierten stumpfen Bauchverletzungen*

Alter	Ein-lieferungs-zeit	Zeit nach stationärer Aufnahme bis Op.	Verletzte Organe	Todestag (Std.) post Op.	Todesursache
56	1 Std.	½ Std.	Leber – Milz (vollständiger Milzabriß, innere Verblutung, moribund eingeliefert)	Exitus in Tabula	Herz- u. Kreislaufversagen
54	3 Std.	2 Std.	Magen – Milz (Luftsichel bei Rö-Aufnahme des Abdomens)	1. Tag	Herz- u. Kreislaufversagen
23	4 Std.	2 Std.	Magen – Milz	3. Tag	Peritonitis
44	3½ Std.	1 Std.	Dünndarm – Dickdarm (6 Risse; moribund bei Einlieferung; N.B. traumatische Hernie)	Exitus in Tabula	Herz- u. Kreislaufversagen
55	2½ Std.	4 Std.	Dünndarm – Mesenterium (traumatische Hernie)	1. Tag	Peritonitis
44	25 Min.	20 Min.	Leber – Zwerchfell – Pleura (Zweihöhlenverletzung; Thorako-laparotomie)	4 Std.	Herz- u. Kreislaufversagen
48	3 Std.	3 Std.	Magen – Serosa (multiple Risse)	5. Tag	Peritonitis
60	35 Min.	20 Min.	Leber – Milz – Pankreas – Magen – Choledochus – Dickdarm – Mesenterium (bei Einlieferung nahezu moribund)	Exitus in Tabula	Herz- u. Kreislaufversagen durch Schock
66	1 Std.	2 Std.	Dünndarm – Dickdarm – Mesenterium	5 Std.	Herz- u. Kreislaufversagen

Tabelle 19. *Die 11 Todesfälle bei 37 komplizierten stumpfen Bauchverletzungen*

Alter	Einlieferungszeit	Zeit nach stationärer Aufnahme bis Op.	Verletzte Organe	Nebenverletzungen	Todestag post Op.	Todesursche
21	1 Std.	4 Std.	Milz	Niere, Hirn, Knochen	4. Tag	Lungenödem Fettembolie
48	2 Std.	3 Std.	Leber	Knochen (Querschnittsläsion)	1 Monat	Pneumonie
50	½ Std.	35 Min.	Leber – Zwerchfell – Serosa	Knochen (Hämatothorax)	4. Tag	HerzKreislaufversagen
28	1½ Std.	7 Tage	Magen (traum. Perforation)	Narbenulcus am Magen, Knochen (Wunden, Wirbelbruch)	2 Std.	Peritonitis
50	2 Std.	7 Std.	Magen – Serosarisse (traum. Perfor. an zwei Stellen)	Narbenulcus u. Verwachsungen am Magen	1 Woche	Peritonitis
40	4 Std.	2 Std.	Dünndarm	Harnröhre (Symphyse)	9 Std.	Peritonitis
34	2 Std.	¾ Std.	Dünndarm – Dickdarm – Mesenterium	Blase – Knochen	11 Std.	HerzKreislaufversagen
69	1½ Std.	2 Std.	Dickdarm – Mesenterium – Peritoneal(riß)	traumatische Bauchwandhernie, Knochen	2. Tag	HerzKreislaufversagen
34	1 Std.	3 Tage	Pankreas	Knochen	3. Tag	Pankreaszerreißung, Pankreas Nekrose, Peritonitis
36	4 Std.	5 Std.	Peritoneum – Serosa	Knochen – Niere – Hoden (retrop. Hämatom)	4. Tag	HerzKreislaufversagen
48	1 Std.	3 Std.	Leber	Niere – Hirn – Knochen	Exitus in Tabula	zentrale Lähmung

1957. Der Prozentsatz der Verkehrsunfälle bei st. BV. hat in den letzten zehn Jahren von 20 auf 30% zugenommen. Die Zahl der stationär aufgenommenen st. BV. ist in den Berichtsjahren 1954 bis 1957 gegenüber 1942 bis 1945 absolut um das Sechsfache angestiegen und prozentual zu der Anzahl der stationären Aufnahmen um mehr als das Doppelte. Die postoperative Behandlungsdauer konnte von einem Monat auf durchschnittlich 20 Tage verkürzt werden.

Der Wert der Laborbefunde wird in dieser Arbeit kurz erörtert. Die Methoden der modernen Schockbekämpfung werden besprochen.

Die bessere Prognose der st. BV. in den letzten zehn Jahren kann auf folgende Faktoren zurückgeführt werden:

1. Organisation und Ausbau des Rettungswesens;
2. Bessere Diagnosestellung;

3. Wirksamere Schockbekämpfung;
4. Organisation des Blutspenderwesens und Errichtung einer Blutbank;
5. Schonendere und bessere Operationsmöglichkeit durch die moderne Narkosetechnik, insbesondere die Intubationsnarkose;
6. Bessere prophylaktische Maßnahmen gegen postoperative Komplikationen.

Übersichtstabelle von Berichten über die Behandlungsergebnisse der stumpfen Bauchverletzungen bei einzelnen Autoren

Autor	Zeitraum	oper. Fälle	Todesfälle	Mortalität
1. MÜLLER, E., Chir. Univ.-Klinik Heidelberg	1927—36	58	29	50 %
2. SPRINZ, Chir. Klinik Augsburg	1928—46	57	29	51 %
3. LAUER u. SCHNEBEL, Krkhs. Nürnberg	1910—25	53	23	47 %
4. SCHOLL, I. Chir. Univ.-Klinik Wien	1924—34	38	17	44 %
5. SLANY, A., AUKH Wien	1926—47	94	39	41,5%
6. WYSS, Kanton-Spital Aarau	1908—27	73	30	41 %
7. v. SEEMANN, Univ.-Klinik München	1928—36	70	26	37 %
8. v. AVANCINI, I. Chir. Univ.-Klinik Wien	1939—44	22	7	32 %
9. BADER, Chir. Klinik Augsburg	1947—51	48	15	31 %
10. BÖHLER, L., AUKH Wien	1926—56	161	56	30 %
11. JUST, Chir. Klinik Innsbruck	1924—29	26	7	27 %
12. POIGENFÜRST, J., u. H. R. SCHÖNBAUER, AUKH Wien	1948—56	67	17	25 %
13. GERGEN, M., AUKH Graz	1948—57	113	27	23,9%
GERGEN, M., AUKH Graz	(1942—57)	(129)	(33)	(25,6%)
GERGEN, M., AUKH Graz	(1942—47)	(16)	(6)	(37,5%)

Behandlungsergebnisse
aus dem Arbeitsunfallkrankenhaus Linz

(Leiter: Doz. Dr. JÖRG BÖHLER)

Von

Dr. JÖRG BÖHLER und Dr. LADISLAUS MONSZPART

Im AUKH Linz kamen in der Zeit von der Eröffnung des Krankenhauses am 5. November 1951 bis zum 31. November 1958 179 st. BV. zur Behandlung. In der gleichen Zeit wurden 32973 Patienten stationär behandelt. Es hatten also 0,57% der stationären Aufnahmen eine st. BV.

Bei dieser Zahl sind die Verletzungen des Urogenitaltraktes, also Nierenrupturen, Blasenrupturen (auch intraperitoneal), Ureter- und Harnröhrenrupturen nicht miterfaßt. Verletzungen des Urogenitaltraktes scheinen also nur dann auf, wenn sie mit intraabdominellen Verletzungen kombiniert waren oder wenn unter dem Verdacht einer st. BV. probelaparotomiert und als Ursache der Symptome ein retroperitoneales Hämatom infolge einer Nierenruptur gefunden wurde (12 von 36).

Unser Krankengut setzt sich folgendermaßen zusammen:

Tabelle 1

Mit positivem Befund operiert	117	= 65,3%
Probelaparotomien	36	= 20,2%
Nicht operiert	26	= 14,5%
	179	= 100%

Von 179 Fällen wurden also 153 operiert.

Nicht operierte Fälle

Bei diesen 26 Fällen wurde die st. BV. bei der Obduktion festgestellt. Bei keinem handelte es sich um eine isolierte st. BV., sondern alle hatten außerdem multiple andere, zum Teil schwerste Begleitverletzungen und die st. BV. war häufig nur ein Nebenbefund. Nur viermal stellte der Obduzent als Todesursache innere Verblutung fest. Diese vier Fälle starben innerhalb der ersten halben Stunde nach der Einlieferung. Bei diesen Fällen waren die Bedingungen zu einem operativen Eingriff nicht vorhanden und konnten auch nicht hergestellt werden. 18 weitere starben am ersten Tag. Vier kamen innerhalb der ersten Tage nach der Verletzung ad exitum. Bei diesen vier wurde die st. BV. nur als Nebenbefund erhoben. Drei von diesen starben an einer Fettembolie, der vierte an einer Pulmonalembolie, ausgehend von einer Sinusthrombose. Bei 22 dieser 26 Fälle waren die Verletzungen durch einen Verkehrsunfall entstanden. Von den nicht operierten 26 Fällen hatten 17 neben anderen

Verletzungen auch eine schwere Schädel-Hirn-Verletzung. Wegen der tiefen Bewußtlosigkeit bereitete die Diagnosestellung der st. BV. bei diesen Schädelverletzten Schwierigkeiten. Unter den Todesursachen fanden sich schwerste Begleitverletzungen, wie Herzzerreißung, Hämatopericard, Aortenruptur, schwere Beckenzerreißung mit Ruptur der A. iliaca, Lungenzerreißungen, multiple Extremitätenverletzungen usw. Fettembolie wurde achtmal als Todesursache angegeben.

Mit positivem Befund operierte stumpfe Bauchverletzungen

Isolierte
st. BV. . . . 58   = 49,6%   davon gestorben 4   = 6,89%
Kombinierte
st. BV. . . . 14 ⎫   = 12 % ⎫   davon gestorben 1 ⎫   = 7,14% ⎫
Komplizierte   ⎬59   ⎬50,4%   ⎬21   ⎬35,59%
st. BV. . . . 45 ⎭   = 38,4% ⎭   davon gestorben 20 ⎭   =44,44% ⎭

Summe 117   =100 %   davon gestorben 25   =21,36%

Es fällt die hohe Zahl von kombinierten und komplizierten Verletzungen auf. Auch bei den 58 isolierten Bauchverletzungen hatten nur 31, das sind insgesamt nur 26,5%, keinerlei Nebenverletzungen.

Entstehung der Verletzungen

Von den 179 Verletzungen entstanden 112 (= 62,6%) durch Verkehrsunfälle. Andere verschiedene Unfallhergänge, wie Sturz aus großer Höhe, Sportverletzungen, isoliertes Bauchtrauma durch Hufschlag, Holzlatten, Fußtritte usw. verteilen sich gleichmäßig auf die übrigen Verletzungen. Besonders eindrucksvoll ist die Zahl der Verkehrsunfälle bei den Schwerstverletzten. Von 45 komplizierten Verletzungen waren 38 und von 14 kombinierten Verletzungen acht durch Verkehrsunfälle entstanden.

Verletzte Organe

68 mal waren die Milz, 52 mal die Leber, 27 mal der Dünndarm, 13 mal der Dickdarm, zehnmal Netz- und Mesenterium, dreimal der Magen, zweimal das Duodenum, einmal das Pankreas und viermal das Zwerchfell verletzt.

Todesfälle

Von den 179 Fällen starben die schon erwähnten 26 ohne Operation. Bei allen handelte es sich um komplizierte st. BV., es lagen also ausnahmslos schwerste Nebenverletzungen vor. Zweimal fand sich u. a. auch eine Zerreißung der Nebennieren. Von den 36 Probelaparotomierten starben drei. Zwei an einer Fettembolie, einer im nicht beherrschbaren Schock nach einer Schädelverletzung.

Von den 117 mit positivem Befund Operierten starben 25. Die Unfallursache war 15 mal ein Verkehrsunfall. 13 starben während oder wenige Stunden nach der Operation im Schock. Die Operation wurde bei sechs von diesen Fällen im Schock begonnen, in der Absicht, die Schockbekämpfung durch die Stillung der vermuteten Blutung wirkungsvoll zu gestalten. Zwei dieser Fälle hatten eine ausgedehnte isolierte Leberzerreißung, bei einem bestand eine Peritonealzerreißung und eine Zerreißung der Vena renalis. Bevor die Blutungsquelle gefunden werden konnte, trat bereits der Tod ein. Bei den übrigen zehn Fällen bestanden multiple Nebenverletzungen (s. Tab. 2). An Infektion starben fünf Fälle. Eine durch Hufschlag entstandene doppelte Dünndarmruptur, die sechs Stunden nach der Verletzung operiert wurde, starb an diffuser Peritonitis nach acht Tagen und eine isolierte Leberruptur nach acht Tagen an einem subphrenischen Absceß. Beim dritten Fall handelte es sich um eine kombinierte st. BV., also eine Verletzung mehrerer Bauchorgane ohne sonstige Nebenverletzungen. Es handelte sich um ausgedehnte Rupturen des unteren Dünndarmendes. Die Rupturen machten eine Darmresektion notwendig. Wegen des schweren Schockzustandes wurde die übrige Bauchhöhle zwar revidiert, jedoch die Bursa omentalis nicht eröffnet. Nach acht Tagen wurde wegen eines paralytischen Ileus relaparotomiert. Es fand sich eine ausgedehnte Peritonitis, ausgehend von einer Ruptur der Magenhinterwand. Eine Leberruptur kombiniert mit anderen Verletzungen starb nach sechs Tagen an einem subphrenischen Absceß und eine nicht erkannte retroperitoneale Duodenalruptur an einer Gallenphlegmone.

Drei starben einige Tage nach der Operation an einer Fettembolie, die von den schweren Nebenverletzungen ausging.

Die vier restlichen starben aus verschiedenen Ursachen. Einer am 19. Tag infolge einer schweren Hirnverletzung, einer nach acht Tagen an einer massiven Lungenblutung infolge Lungenzerreißungen, einer nach 36 Stunden an Herztamponade bei gleichzeitigem beiderseitigen Hämatopneumothorax und der vierte nach acht Tagen an einer Pneumonie. Neben zahlreichen Verletzungen bestand auch eine multiple Sklerose.

Interessant ist, daß bei diesen 25 Verstorbenen sechsmal entweder ein Hämatom oder eine Ruptur der Nebennieren zu finden waren.

Es starben also von 58 isolierten Bauchverletzungen vier, davon zwei isolierte Leberverletzungen während der Operation, eine isolierte Leberverletzung nach acht Tagen an einem subphrenischen Absceß und eine Dünndarmruptur nach acht Tagen an Peritonitis. Von 14 kombinierten Bauchverletzungen starb eine. Es handelte sich um die ausgedehnten Dünndarmzerreißungen mit der gleichzeitigen Ruptur der Hinterwand des Magens, die bei der ersten Operation nicht erkannt wurde. Von 45 komplizierten Bauchverletzungen starben 20.

Prognose der stumpfen Bauchverletzungen

Wie die Zusammenstellung der Todesfälle ergibt, ist die Prognose der komplizierten Verletzungen mit zusätzlichen extraabdominellen Verletzungen am schlechtesten, während von 14 kombinierten Bauchverletzungen nur ein Fall starb. Unter den überlebenden, kombinierten Bauchverletzungen war ein Fall mit Ruptur von Leber, Milz, Niere und multiplen Dick- und Dünndarmverletzungen, ein Fall mit Ruptur von Leber, Milz und Niere und verschiedene andere Kombinationsverletzungen intraabdomineller Organe.

Tabelle 2. *Todesursachen bei 25 operierten Verstorbenen*

Name	Nummer	Alter	Verletztes Organ	Zeitdauer Tod nach Op.	Todesursache
Isolierte Verletzungen					
J.J.	3026/53	11 J.	Leber	intra op.	Schock
H.J.	485/55	29 J.	Dünndarm	8 Tage 2 Tage nach Relap.	Peritonitis
P.K.	2645/56	51 J.	Leber, Schädel, Luxatio humeri	intra op.	Schock
H.F.	4113/58	51 J.	Leber	8 Tage	subphrenischer Absceß
Kombinierte Verletzungen					
J.V.	59/52	28 J.	Milz, Niere, Thorax...	intra op.	Mediastinalflattern
Komplizierte Verletzungen					
W.K.	1449/52	45 J.	Beidseitiger Pneumothorax, Leber, Milz, Niere, Lunge, Rippen, Jochbein, Coronarinf.	8 Tage	Massive Lungenblutung
S.O.	3460/52	16 J.	Milz, Leber, Hämatothorax	intra op.	Schock
S.F.	3266/53	54 J.	ilMz, Zwerchfell, Rippen bds., Wirbel, Bekken, Knöchel, Fersenbein...............	intra op.	Schock
K.I.	2496/53	34 J.	Dünndarm, Niere, offener Vorderarm, Bekken	12 Stunden	Schock, Pneumonie
B.A.	1006/54	7 J.	Leber, Dickdarm, Oberarm, Schlüsselbein bds., Rippen, Schienbein ..	3 Stunden	Schock, Aspiration
N.R.	2918/54	42 J.	Leber, Milz, Perikard und Herz, Rippen, Hämatothorax, Schlüsselbein, Schädel	intra op.	Schock
G.A.	3946/54	44 J.	Leber, Rippen, Oberarm, Wirbel, off. Unterschenkel, Becken bds., multiple Sklerose.....	8 Tage	Pneumonie, Nebennierenblutung
M.S.	1794/55	45 J.	Dünndarm, Dickdarm, Harnblase, Niere, Urethra, Symphyse, off. Becken, Art. iliaca ...	3 Stunden	Schock
F.A.	105/56	59 J.	Leber, Niere, Nebenniere, Unterschenkel .	6 Tage	Fettembolie, gallige Peritonitis
M.J.	2575/56	27 J.	Milz, off. Oberschenkel, Kniegelenk, off. Unterschenkel mit Ischämie, Oberarm, Vorderarm, Nebenniere ..	4 Tage	Fettembolie, Phlegmone Oberschenkel
R.J.	3257/56	23 J.	Retroperitoneale Duodenalruptur, Nebenniere, Leber, Lunge, Schulterblatt, Hirn ..	2 Tage	Retroperitoneale Gallenphlegmone

Tabelle 2 (*Fortsetzung*)

Name	Nummer	Alter	Verletztes Organ	Zeitdauer Tod nach Op.	Todesursache
Komplizierte Verletzungen					
A.K.	323/57	32 J.	Leber, Pankreas, Nebenniere, Vena cava, Zwerchfell, Harnblase, Vena und Art. iliaca communis, Rippen, Lunge, Hämatopneumothorax	intra op.	Schock
G.J.	1007/57	50 J.	Dickdarm, Niere, multiple Kontusionen . . .	3 Tage	Fettembolie
M.J.	1064/57	60 J.	Leber, Thorax, Nebenniere	intra op.	Schock, Pulmonalembolie
K.N.	1484/57	19 J.	Leber, Lunge bds., Hämatopneumothor. bds., Hämatoperikard	2 Tage	Herztamponade
R.S.	1867/57	34 J.	Dünndarm, off. Oberu. Unterschenkel	6 Tage	Fettembolie
W.I.	2673/57	27 J.	Dünndarm, Art. iliaca externa, Beckenbrüche	intra op.	Schock, Fettembolie
R.S.	4868/57	32 J.	Peritoneum und Vena renalis rechts	intra op.	Schock
S.S.	2394/58	21 J.	Dünndarm, Magenhinterwand	8 Tage	Peritonitis
K.F.	4194/58	36 J.	Leber, Schädel	17 Tage	Cerebraler Tod

Auch bei den 25 überlebenden, komplizierten Bauchverletzungen waren neun, bei denen mehr als ein Bauchorgan verletzt war.

Bei den isolierten Bauchverletzungen ist die Prognose der Leberverletzung am schlechtesten. Von 16 isolierten Leberverletzungen starben drei, von 16 isolierten Dünndarmverletzungen starb eine und von 21 isolierten Milzverletzungen starb keine. Milzverletzungen sind also am häufigsten und haben nach unserer Erfahrung die beste Prognose.

Tabelle 3. *58 isolierte stumpfe Bauchverletzungen* (davon gestorben)

Milz	21	0
Leber	16	3
Dünndarm . .	15	1
Dickdarm . .	2	0
Duodenum . .	1	0
Magen	2	0
Netz	1	0
	58	4 = 6,89%

Relaparotomien

Siebenmal wurde relaparotomiert, davon bei den isolierten Bauchverletzungen viermal. Einmal wegen eines Strangulationsileus nach einer Leberruptur. Es genügte das Durchtrennen des Stranges. Einmal wegen eines Ileus nach einer Leberruptur und Serosarisse des Ileum. Es wurde eine Ileo-Cöcostomie ausgeführt. Einmal nach einer Milzruptur wegen eines linksseitigen subphrenischen Abscesses. Diese blieben am Leben, der vierte mit der Peritonitis nach Dünndarmruptur starb.

Bei den komplizierten Verletzungen wurde zweimal bei einer Leberruptur wegen Verdacht auf einen subphrenischen Absceß relaparotomiert. Es konnte aber kein Absceß gefunden werden.

Bei den Todesfällen finden sich drei Relaparotomien. Der eine Fall hatte die übersehene Ruptur der Magenhinterwand, beim zweiten handelte es sich um multiple Dünndarmrisse, einer Amputation des linken Oberschenkels und Schädelfrakturen mit Hirnquetschungsherden. Wegen Temperaturen bis 41° und Verdacht auf eine Peritonitis wurde nach fünf Tagen mit negativem Befund relaparotomiert. Unmittelbar nach der Relaparotomie trat der Tod an Fettembolie ein. Die dritte Relaparotomie betraf die doppelte Ileumruptur, die nach sechs Stunden versorgt wurde. Es bestand bereits eine Peritonitis. Wegen eines Ileus nach sechs Tagen Relaparotomie, Lösung der Adhäsionen, Absaugen eines Douglasabscesses und Einführen einer MILLER-ABOTT-Sonde über die Verletzungsstelle hinaus und weiteres Absaugen des Darmes. Zwei Tage später kam es zum Tode infolge der Peritonitis.

Die Obduktion ergab zusätzlich eine erhebliche Fettembolie der Lungen und ausgedehnte Atelektasen beider Lungen.

Probelaparotomien

Auffallend ist die hohe Zahl von 36 Probelaparotomien (= 20,2%). Schon beim Verdacht auf eine st. BV. entschließen wir uns zur Probelaparotomie, da wir der Ansicht sind, daß diese ein relativ gefahrloser Eingriff ist. Zwölfmal fand sich dabei ein retroperitoneales Hämatom oder eine Nierenruptur und 19mal waren eine Thoraxprellung oder eine Rippenfraktur die Ursache der Bauchdeckenspannung. Drei der Probelaparotomierten starben, zwei am dritten bzw. vierten Tag an Fettembolie, der dritte im Schock unmittelbar nach der Operation, wobei die Operationsindikation durch den nicht beherrschbaren Schock gegeben war. Auf diese Indikation wird noch später eingegangen.

Milzrupturen

Von 21 isolierten Milzrupturen verloren wir keinen Fall, auch unter den nicht operierten Todesfällen war keine isolierte Milzzerreißung. Vier Milzrupturen wurden nicht gleich nach der Einlieferung operiert. Das längste Intervall zwischen dem Unfall und dem Stellen der Operationsindikation betrug 26 Stunden.

Tabelle 4. *Mortalität nach isolierten Milzrupturen*

JAKOBS	1950	75%
GÖGLER u. LAQUA	1953	29%
GEHLE (zit. bei KÜMMERLE)	1958	12%
KÜMMERLE	1959	30%
AUKH Linz	1958 (21 Fälle)	0%

Milzrupturen und Rippenfrakturen

Von differentialdiagnostischem Interesse sind auch die Milzrupturen, bei denen gleichzeitig eine oder mehrere Rippen der linken Thoraxseite gebrochen sind. Diese Verletzungskombination ist in unserem Krankengut auffallend häufig, es fanden sich 16 derartiger Fälle. Die diagnostische Schwierigkeit besteht darin, daß auch die Rippenfraktur allein durch den peritonealen Reiz eine Abwehrspannung im linken Oberbauch auslösen kann. Wir haben uns daher bei diesen Fällen sehr rasch zur Probelaparotomie entschlossen. Der Zahl von 16 Milzrupturen, kombiniert mit Rippenfrakturen, stehen vier Probelaparotomien bei linksseitigen Rippenfrakturen gegenüber. Besonders interessant war ein Fall, bei dem eine Probelaparotomie durchgeführt wurde (3744/56). Es fand sich dabei eine Fraktur der achten Rippe. Das Rippenbruchstück hatte das Peritoneum durchbohrt und löste dadurch die peritonealen Symptome aus. Von den Leberrupturen waren neun mit rechtsseitigen Rippenbrüchen kombiniert. Fünfmal waren bei der Probelaparotomie rechtsseitige Rippenbrüche vorhanden.

Duodenalrupturen

In letzter Zeit wurde häufig auf die Bedeutung der retroperitonealen Duodenalrupturen hingewiesen. Wir haben unter unseren 179 Fällen nur zwei Duodenumrupturen, davon eine retroperitoneale. Es handelte sich um einen Motorradsturz, der neben seinen Bauchverletzungen rechtsseitige Rippenbrüche, einen Bruch des rechten Schulterblattes, eine Ruptur der rechten Lunge, einen Oberarmbruch rechts, Rißquetschwunden am linken Kniegelenk und eine Gehirnerschütterung erlitten hatte. Wegen der akuten Bauchsymptome wurde er im schweren Schock laparotomiert. Es fand sich ein großer perforierender Leberriß, der mit Spongostan tamponiert wurde. Außerdem wurde das Zwerchfell an der Leberkuppe mit der Umgebung des Leberrisses vernäht. Die Inspektion des Dünndarmes und die Palpation des Duodenum ergab keine Auffälligkeiten. Am Dickdarm bestand ein 6 × 4 cm großes Hämatom an der Flexura hepatica. Postoperativ vorübergehende Besserung, dann wieder Verschlechterung mit zunehmender Bauchdeckenspannung. Tod nach 34 Stunden. Die Obduktion ergab zusätzlich zu den bereits beschriebenen Verletzungen einen Riß der rechten Nebenniere, eine Fettembolie der Lunge und einen 2 cm langen retroperitonealen Riß der Pars descendens duodeni mit einer retroperitonealen Gallenphlegmone.

Beim zweiten Fall handelte es sich um einen vollständigen Abriß an der Flexura duodeno-jejunalis, der mit End-zu-End-Anastomose versorgt wurde und nach komplikationslosem Verlauf zehn Tage später das Krankenhaus verlassen konnte.

Wir begnügen uns jetzt nicht mehr mit der Palpation des Duodenum, um ausgetretene Darmgase im Retroperitonealraum festzustellen, sondern wir eröffnen routinemäßig zur Inspektion des Duodenum und der Magenhinterwand die Bursa omentalis. Bei Verdacht auf retroperitoneale Duodenalruptur wird die Hinterwand des Duodenum mit der Aufklappung nach KOCHER revidiert.

Diagnose stumpfer Bauchverletzungen ohne Bauchsymptome

Wie die relativ hohe Zahl von 36 Probelaparotomien (= 20,2%) zeigt, entschließen wir uns beim Verdacht auf eine st. BV. sehr rasch zur Probelaparotomie. Eine besondere Indikation zur Probelaparotomie geben diejenigen Fälle, die in schwer schockiertem Zustand eingeliefert werden und bei denen es während der Schockbekämpfung trotz reichlicher Zufuhr von Blut entweder nur zu einer vorübergehenden Erholung des Blutdruckes kommt, oder die überhaupt nicht auf die Schockbekämpfung ansprechen. Häufig handelt es sich bei diesen Fällen um schwere innere Blutungen, bei denen der Blutverlust so stark ist, daß er durch die Bluttransfusionen nicht oder nur vorübergehend kompensiert werden kann. Wir haben es uns bei schwerst Schockierten daher zur Regel gemacht, zunächst rasch ein bis eineinhalb Liter Blut, wenn möglich durch zwei oder drei Venen gleichzeitig zu geben. Gleichzeitig wird eine Röntgenaufnahme des Thorax gemacht, um eine intrathorakale Blutung auszuschließen. Falls es trotz der Bluttransfusionen nicht zu einer Besserung des Allgemeinzustandes kommt, führen wir eine Probelaparotomie aus, auch wenn keine sonstigen Anzeichen für eine st. BV., wie Bauchdeckenspannung oder Dämpfung bestehen. 18mal haben wir aus dieser Indikation laparotomiert und konnten 17mal eine Verletzung eines Bauchorganes, meistens eine Milzzerreißung mit massiver Blutung finden. Nach dem Stillen der Blutungsquelle wirken sich dann erst die Maßnahmen der Schockbekämpfung aus. Von diesen 18 Fällen verstarben infolge zusätzlicher schwerster Verletzungen sechs, während wir zwölfmal durch die Operation und die Stillung der Blutung die Verletzten am Leben erhalten konnten. Hätte man versucht, bei diesen Fällen zuzuwarten, bis sie sich aus dem Schock erholt haben, so wären sie mit großer Wahrscheinlichkeit gestorben, da auf Grund der Menge des verlorenen Blutes und der ausgedehnten Organzerreißung eine Besserung des Zustandes durch die Schockbekämpfung und Bluttransfusionen allein nicht zu erwarten gewesen wäre.

Schlußfolgerung

Auf Grund unserer Ergebnisse läßt sich feststellen, daß die Prognose der st. BV. wesentlich besser geworden ist. Von den isolierten Bauchverletzungen sind die Leberverletzungen am meisten gefährdet. Wir haben drei von 16 verloren. Zwei infolge ausgedehnter Leberzerreißung während der Operation und eine dritte an einem subphrenischen Absceß. Bei den isolierten Dünndarmzerreißungen starb ein Fall an einer Peritonitis, während die 54 anderen isolierten Organverletzungen am Leben blieben. Auch von den 14 Fällen mit Verletzungen mehrerer Bauchorgane haben wir nur einen verloren. Bei den 20 anderen Todesfällen handelt es sich um komplizierte, st. BV. mit ausgedehnten schweren Nebenverletzungen, die für den tödlichen Ausgang mitbestimmend oder entscheidend waren. Wir entschließen uns sehr rasch zur Laparotomie. Auf diese Tatsache ist sowohl die große Zahl von Probelaparotomien als auch die 13 während oder knapp nach der Operation im Schock Verstorbenen zurückzuführen. Wir glauben aber, daß der Grund für die guten Ergebnisse bei den übrigen Verletzten, vor allem bei den Milzrupturen, die frühzeitige Operation ist.

Als besondere Indikation zur Laparotomie wird der schwere nicht beeinflußbare Schock angeführt, der häufig seine Ursache in einer massiven, intraabdominellen Blutung hat.

Behandlungsergebnisse
aus dem Arbeitsunfallkrankenhaus Salzburg

(Leiter: Prim. Dr. LEOPOLD EIGENTHALER)

Von

Dr. ERWIN LENER

Fünf Jahre nach Eröffnung des AUKH Salzburg sollen in dieser Zusammenstellung die Behandlungsergebnisse der stumpfen Bauchverletzungen (1954 bis Juli 1958) in unserem Krankenhaus aufgezeigt werden.

Die verhältnismäßig geringe Zahl der Fälle setzt der statistischen Auswertung natürlich Grenzen, da unter dem Begriff der stumpfen Bauchverletzungen (st. BV.) eine große Zahl verschieden lokalisierter und in der Schwere stark differierender Verletzungen zusammengefaßt sind. Selbst bei gröbster Einteilung nach dem Vorbild der von SLANY verfaßten Zusammenstellung ergeben sich bei den kombinierten und komplizierten Bauchverletzungen zahlreiche Variations- und Kombinationsmöglichkeiten. Völlig gleichartige Fälle können daher bei jeder einzelnen Verletzungsart nur in kleinster Zahl miteinander verglichen werden. Es werden daher Einzelfälle, die keinen Vergleich in unserem Verletztengut ermöglichen, herausgegriffen und gesondert besprochen, um der statistischen Verzerrung nicht allzugroßen Raum zu geben.

Verletztengut und Häufigkeit der stumpfen Bauchverletzungen

In den vier bis fünf Jahren vom Dezember 1953 bis Juli 1958 wurden im AUKH Salzburg insgesamt 39741 Verletzte ambulant und 14100 stationär behandelt. Im gleichen Zeitraum wurden 37 st. BV. aufgenommen, das sind 0,26% aller stationären Aufnahmen.

Von den 37 Verletzten wurden:

mit positivem Befund operiert	31 =	83,7%
probelaparotomiert	5 =	13,5%
nicht operiert, weil er bei der Einlieferung starb	1 =	2,9%
	37 =	100 %

Im gleichen Zeitraum wurden acht offene Bauchverletzungen aufgenommen und operiert.

Vier Messerstichverletzungen betrafen einmal die Leber, zweimal den Dünndarm und einmal das Bauchfell allein. Alle vier Verletzten konnten geheilt entlassen werden.

Drei Verletzte kamen mit Pfählungsverletzungen zur Aufnahme: Die erste Verletzung kam durch eine sogenannte „Heuraffel" zustande und betraf die Blase, die Vagina und den Dünndarm. Die Verletzte starb am vierten Tag. Der zweite Verletzte hatte sich durch Sturz auf eine

Eisenschiene aus einhalb Meter Höhe eine Pfählungsverletzung des Dammes, des Rectums und der Harnblase und einen dreifachen Riß des Ileum zugezogen. Er wurde operiert und konnte geheilt entlassen werden.

Der dritte Verletzte kam mit einer Pfählung des Nierenbettes und Eröffnung des Peritoneum. Er wurde operiert und geheilt entlassen.

Ein Verletzter wurde wegen Sensenschnittverletzung mit Dickdarmvorfall und Nierenkapseldurchtrennung operiert und geheilt.

Harnröhren- und Blasenverletzungen kamen insgesamt zehn zur Aufnahme. Achtmal war eine Harnröhrenruptur, zweimal eine Blasenruptur zu versorgen. In allen Fällen lag gleichzeitig eine Beckenfraktur oder eine Symphysenzerreißung vor. Bis auf einen Verletzten, der eine Blasenruptur, einen Darmbeinbruch, einen Schambeinbruch, einen Unterschenkelbruch und eine zentrale Hüftluxation hatte und vier Stunden nach der Einlieferung unoperiert im Schock starb, und einen zweiten mit Trümmerbruch des Beckens und Harnröhrenruptur, der neun Stunden nach der Operation starb, konnten acht Verletzte operiert und geheilt entlassen werden.

Einteilung

$$
\begin{array}{llll}
\text{Isolierte st. BV.} \ldots\ldots\ldots\ldots\ldots & 15 & = & 48,4\% \\
\text{Kombinierte st. BV.} \ldots\ldots\ldots\ldots & 4 \rbrace 16 = & 12,9\% \rbrace 51,6\% \\
\text{Komplizierte st. BV} \ldots\ldots\ldots\ldots & 12 \rbrace \quad = & 38,7\% \rbrace \\
\hline
\text{Mit positivem Befund operiert} \ldots\ldots & 31 & = & 100\ \%
\end{array}
$$

Schwere der Verletzung

Aus der obigen Aufstellung geht hervor, daß 48,4% aller st. BV. keine Nebenverletzungen höheren Grades und nur ein verletztes Bauchorgan hatten.

Bei 12,9% waren mehr als ein Bauchorgan verletzt. 38,7% wiesen Nebenverletzungen auf, die die Behandlungsdauer wesentlich beeinflußten.

Entstehung der stumpfen Bauchverletzungen

Sturz aus Höhe .... 5mal = 13,5%, davon Verkehrsunfälle 0
Stoß und Schlag ....25mal = 67,5%, davon Verkehrsunfälle 21
Einklemmung .... 7mal = 19 %, davon Verkehrsunfälle 0

37mal = 100 %, davon Verkehrsunfälle 21 = 56,7%

Daraus geht hervor, daß 56,7% aller st. BV. durch Verkehrsunfälle verursacht wurden. Als Verkehrsmittel scheint dabei achtmal das Moped, siebenmal das Auto und sechsmal das Motorrad auf, also 14mal ein zweirädiges und siebenmal ein vierrädiges Fahrzeug. Bei den Mopedunfällen heißt es in der Vorgeschichte durchweg: „Fuhr mit dem Moped gegen ein Auto, ein Geländer, einen Telegraphenmast oder eine Person". Dabei wurde jeweils der angefahrene Gegenstand oder zweimal auch die Lenkstange gegen den Bauch gestoßen. Beim Auto ist es meist das Lenkrad beim Zusammenstoß oder beim Überschlagen die Quetschung, durch die ein Bauchorgan verletzt wird.

Der Unfallhergang bei den übrigen st. BV. ist vielgestaltiger. Beim Sturz aus der Höhe beträgt die angegebene Fallhöhe zwei, dreieinhalb, vier und sieben Meter.

Die Schwere der Verletzung nimmt bei unserem diesbezüglichen Krankengut nahezu systematisch mit der Fallhöhe zu. Der am höchsten abgestürzte Verletzte starb und hatte die meisten und schwersten Nebenverletzungen. Bei den vielen abgestürzten Verletzten, die zur Einlieferung kamen, sind Fallhöhen von 50 Meter und mehr angegeben worden, die — ohne st. BV. — wieder geheilt wurden.

Bei den sieben Einklemmungen handelte es sich durchweg um Gewalten, die menschliche Kraft- und Wuchtleistungen um ein mehrfaches übertreffen.

Bei den Verletzungen durch Stoß und Schlag, die nicht Verkehrsunfälle waren, variiert die Gewalteinwirkung am stärksten. Eine Milzruptur kam dadurch zustande, daß der Verletzte stolperte und mit dem Brustkorb an einer Maschinenkante aufschlug. Der mächtigste Stoß bei dieser Verletztengruppe kam von einem ausschlagenden Stier, der einen zehn Zentimeter langen Sigmariß erzeugte.

Man kann also sagen, daß der Unfallhergang wenig sichere Hinweise für die Diagnose gibt.

Verletzte Organe

Bei allen 31 mit positivem Befund operierten Fällen und einem nichtoperierten waren:

11mal die Milz (davon zweimal auch mit Riß des Mesenterium, des Col.
    transversum),
12mal die Leber (davon einmal zweizeitig,
                einmal mit Gallenblasen-Einriß,
                einmal mit Pankreaskopf-Abriß, Dünndarm-
                serosa-Riß und Ductus-choledochus-Ausriß),
1mal das Colon sigmoideum,
1mal die Dünndarmserosa,
6mal das Jejunum,
1mal Dünndarm und Mesenterium verletzt.

Isolierte Verletzungen des Magens, Duodenum, des Pankreas oder der Gallenblase waren nicht bei unserem Verletztengut; auch kein Zwerchfellriß.

Nebenverletzungen

Die komplizierten st. BV. setzten sich wie folgt zusammen:

Verletztes Bauchorgan	Anzahl	Becken-Fraktur	Rippen- u. Thorax-verletzung	Schädel-verletzung	Extremit. Fraktur	Wirbel-Fraktur	Exitus
Milz........	8	—	7	2	2	1	2
Leber.......	7	1	5	2	2	1	3
Darm.......	4	1	3	2	2	—	2
	19	2	15	6	6	2	7

Auffallend ist, daß bei 19 komplizierten Verletzungen 15mal eine mehr oder weniger schwere Thoraxverletzung vorlag.

Zeitpunkt der Operation

Ein Verletzter mit einer totalen Leberzerreißung, mit Brustbeinbruch und Unterarmbruch wurde nicht operiert und starb bei der Einlieferung.

Schwere der Verletzung

Wie aus den Zahlen der Tabelle 1 ersichtlich ist, sind die Verletzungen schwerer geworden. Während bei Slany von 1926 bis 1947 noch 70% der Verletzten isolierte Organrupturen hatten, ist der Prozentsatz an isolierten Organverletzungen einerseits und kombinierten bzw. komplizierten andererseits in den Jahren 1948 bis 1956 im AUKH XX fast gleich hoch geworden. Im AUKH Wien XII hatten in den drei Berichtsjahren ungefähr ein Drittel der Verletzten isolierte, während etwa zwei Drittel komplizierte bzw. kombinierte st. BV. aufwiesen.

Entstehung der stumpfen Bauchverletzungen

Tabelle 2 gibt Aufschluß über die angegebenen Verletzungsursachen bei unseren 43 Fällen.

Tabelle 2. *Unfallhergang bei 43 st. BV.*

Sturz (aus Höhe oder ausgerutscht)	20 = 46%, davon Verkehrsunfälle	13
Stoß und Schlag	18 = 42%, „ „	13
Einklemmung	5 = 12%, „ „	3
	43 = 100%, davon Verkehrsunfälle 29 = 67%	

Der Prozentsatz der Verkehrsunfälle nimmt auffallend zu. Wir haben 67%, während es bei Slany (1926 bis 1947) nur 10% waren. Interessant ist, mit welchem Verkehrsmittel bzw. in welcher Funktion die einzelnen Verkehrsteilnehmer verletzt worden sind: ein Lkw (Mitfahrer), zwei Pkw (ein Fahrer, eine Insassin), sechs Motorrad-, drei Roller-, acht Moped-, vier Radfahrer, zwei Straßenbahnbenutzer (die am Trittbrett standen und von einem Lkw abgestreift worden sind), ein Kutscher und zwei Fußgänger (die von einem Pkw niedergestoßen wurden). So kommt es auch vom Gesichtspunkte der st. BV. deutlich zum Ausdruck, daß die Benutzer zweirädriger Fahrzeuge wesentlich gefährdeter sind.

Die Anamnese hat manchmal nur wenig Wert hinsichtlich der Diagnose. Es kam sowohl beim Sturz aus einer Höhe von zehn Metern als auch beim Sturz durch Ausrutschen auf nassem Steinboden (wobei er mit dem Bauche auf eine Steinstufe auffiel) zur Zerreißung eines Bauchorganes. Es dürfte weniger auf die Fallhöhe als auf das Aufprallen auf einen mehr oder weniger spitzen oder kantigen Gegenstand ankommen. Schlag und Stoß dagegen sind typische Anamnesen. Bei unserem einzigen Falle einer traumatischen Magenperforation genügte es, daß von der Fräsmaschine ein etwa 2 kg schweres Holzstück etwa 0,5 m zurück ihm in die Magengegend geschleudert wurde (allerdings hatte er ein Jahr vorher ein Ulcus ventriculi gehabt!).

Bei allen Verletzten hatte es sich um ihre erste Laparotomie gehandelt. Ob eine vor dem Unfall aus anderen Gründen durchgeführte Laparotomie eine Disposition zu Organzerreißungen bei Einwirken einer stumpfen Gewalt auf das Abdomen schafft, konnten auch Poigenfürst und Schönbauer trotz ihrer zwölf vorlaparotomierten Fälle nicht feststellen. Denn bei all diesen Verletzten war die Gewalteinwirkung ihrer Ansicht nach groß genug, um die entsprechenden Verletzungen auch bei einem Gesunden herbeiführen zu können.

Zusammenfassende Tabellen A bis F über die Ergebnisse in fünf Unfallkrankenhäusern

Von

Dr. JOHANNES POIGENFÜRST

Tabelle A.

Übersicht über Gesamtmaterial und Verteilung in allen Unfallkrankenhäusern

	Wien XX 1948−58		Graz 1942−58		Linz 1951−58		Salzburg 1953−58		Wien XII 1956−58		Summe	
Mit positivem Befund oper.	69	67%	135	93%	117	65%	31	84%	31	73%	383	76%
Probe- laparotomien	21	21%	10	7%	36	20%	5	13%	4	9%	76	15%
Sterbend eingeliefert	12	17%	—	—	26	15%	1	3%	8	18%	42	9%
Summe	102	100%	145	100%	179	100%	37	100%	43	100%	506	100%

Tabelle B. *Verteilung der 383 mit positivem Befund operierten Fälle auf isolierte, kombinierte und komplizierte st. BV.*

	Wien XX 1948−58		Graz 1942−58		Linz 1951−58		Salzburg 1953−58		Wien XII 1956−58		Summe	
Isolierte st. BV.	42	61%	74	53%	58	50%	15	48%	12	39%	201	53%
Kombinierte st. BV.	16	23%	22	17%	14	12%	4	13%	5	16%	61	16%
Komplizierte st. BV.	11	16%	39	30%	45	38%	12	39%	14	45%	121	31%
Summe	69	100%	135	100%	117	100%	31	100%	31	100%	383	100%

Tabelle C. *Unfallhergang bei 506 st. BV. aus 5 Unfallkrankenhäusern*

	Wien XX 1948–58		Graz 1942–58		Linz 1951–58		Salzburg 1953–58		Wien XII 1956–58		Summe	
Sturz	41	40%	46	32%	30	17%	5	13%	20	46%	142	28,0%
Stoß u. Schlag	33	32%	58	40%	133	74%	25	68%	18	42%	267	52,7%
Einklemmung	28	28%	39	27%	16	9%	7	19%	5	12%	95	18,8%
Unbekannt	—	—	2	1%	—	—	—	—	—	—	2	0,5%
Summe	102	100%	145	100%	179	100%	37	100%	43	100%	506	100%
Davon Verkehrs- unfälle	43	42%	43	30%	112	63%	21	57%	29	67%	248	49%

Tabelle D. *Verletzte Organe aller mit positivem Befund operierten Fälle und Häufigkeit der isolierten st. BV.*

	Wien XX 1948–58		Graz 1942–58		Linz 1951–58		Salzburg 1953–58		Wien XII 1956–58		Summe
Leber	20		32		52		12		14		130
Davon isoliert		11		21		16		6		4	58 = 44%
Milz	34		46		68		11		20		179
Davon isoliert		19		22		21		4		6	72 = 40%
Pankreas	2		3		1		1		—		7
Davon isoliert	—		—		—		—		—		—	—
Magen	2		7		3		—		1		13
Davon isoliert		1	—			2	—			1	4 = 31%
Duodenum	1		1		2		—		—		4
Davon isoliert	—			1		1	—		—		2 = 50%
Dünndarm	20		40		27		9		7		103
Davon isoliert		8		25		15		4		1	53 = 51%
Dickdarm	7		8		13		1		1		30
Davon isoliert		1	—			2		1	—		4 = 13%
Gallenblase	1		2		—		1		—		4
Davon isoliert	—			1	—		—		—		1 = 25%
Choledochus	—		1		—		—		—		1
Davon isoliert	—		—		—		—		—		—	—
Mesenterium	5		10				2		4		
Davon isoliert	—			1	10		—		—		49
Netz, Serosa, Peritoneum	6		11				1		—		
Davon isoliert		2		3	1		—		—		7 = 14%
Zwerchfell	3		3		4		—		—		10
Davon isoliert	—		—		—		—		—		—	—
Summe	101		164		180		38		47		530
Davon isoliert		42		74		58		15		12	201 = 38%

Tabelle E. *Anteil der Probelaparotomien am Gesamtmaterial aller Unfallkrankenhäuser und ihre Mortalität*

	Wien XX 1948—58		Graz 1942—58		Linz 1951—58		Salzburg 1953—58		Wien XII 1956—58		Summe	
Zahl der Fälle	102		145		179		37		43		506	
Davon Probe-laparotomien	21	21%	10	7%	36	20%	5	14%	4	9%	76	15%
Davon gestorben	7	33%	1	10%	3	8%	—	—	1	25%	12	15%

Tabelle F. *Mortalität der mit positivem Befund operierten 383 Fälle, aufgeteilt auf die drei Verletzungsgruppen*

AUKH	Wien XX 1948—58			Graz 1942—58			Linz 1951—58			Salzburg 1953—58			Wien XII 1956—58			Summe		
	OP	†	%	OP	†	%	OP	†	%	OP	†	%	OP	†	%	OP	†	%
Isolierte st. BV.	42	7	16	74	13	18	58	4	7	15	3	20	12	1	9	201	28	14
Kombinierte st. BV.	16	8	50	22	9	41	14	1	7	4	3	75	5	1	20	61	22	36
Komplizierte st. BV.	11	2	18	39	11	28	45	20	44	12	6	50	14	6	43	121	45	37
Summe	69			135			117			31			31			383		
Davon gestorben = %		17	25		33	24		25	21		12	38		8	26		95	24,8

Literatur

BADER, H.: Mschr. Unfallheilk. **56**, 142 (1953).

BARLOS, K.: Zbl. Chir. **83**, 17 (1958).

BÖHLER, L.: Die Technik der Knochenbruchbehandlung. 13. Aufl. Wien: Maudrich 1951—1957.

EHALT, W.: Mschr. Unfallheilk. **47**, 250 (1940).

—, Erste Hilfe bei schweren Unfällen. Vortrag gehalten auf der van-Swieten-Tagung Wien 1958.

FRANZ, J.: Zbl. Chir. **83**, 1685 (1958).

FRÜHWALD, W.: Münch. med. Wschr. **100**, 46 (1958).

GEISTHÖVEL, W.: Über stumpfe Bauchverletzungen und einige andere wichtige Abschnitte aus der praktischen Chirurgie. 2. Aufl. Hildesheim: A. Lax 1948.

GERGEN, M.: Zbl. chir. **85**, 523 (1960).

GOWANS, I. A.: Ref. in: Chirurg **27**, 237 (1956).

HARTMANN, H.: Langenbeck Archiv **282**, 43 (1955).

HELM, B.: Ref. in: Zbl. Chir. **79**, 1548 (1954).

JAKOB u. WEBER: Münch. med. Wschr. **100**, 27 (1958).

JONASCH, E.: Münch. med. Wschr. **100**, 44 (1958).

KÜMMERLE, F.: Die stumpfen Bauchverletzungen. Ihre Erkennung und Behandlung. Vorträge aus der praktischen Chirurgie. Stuttgart: F. Enke 1959.

KUHNE, E.: Zbl. Chir. **82**, 29 (1957).

LANGE, K.: Chirurg 8, 430 (1949).

LÖBKER, F.: Mschr. Unfallheilk. **50**, 258 (1943).

POIGENFÜRST, J.: Zbl. Chir. **84**, 1676 (1959).

—, Chir. Prax. **2**, 8 (1960).

REICHMANN, K.: Zbl. Chir. **82**, 38 (1957).

RIEDER, W.: Zbl. Chir. **80**, 332 (1955).

RIESS, J.: Demonstration im Ärzteverein Graz 3. 12. 1954.

SCHEGA, H. W.: Mschr. Unfallheilk. **60**, 293 (1957).

SCHMID-SCHMIDSFELDEN: Schweiz. Rundschr. med. Prax. **42**, 954 (1953).

SPRINZ: Inaug. Diss. München 1947.

SLANY, A.: Die stumpfen Bauchverletzungen. Ihre Erkennung und Behandlung. Wien: Maudrich 1948.

STAFINIAK, O.: Mschr. Unfallheilk. **59**, 172 (1956).

TAIVAINEN, V.: Ann. Chir. Gynaec. Fenn. **36**, 1 (1947).

WEBER, G.: Zbl. Chir. **75**, 6 (1950).

WURNIG, P.: Klin. Med. (Wien) **6**, 265 (1952).

Literatur bis 1947 bei SLANY.

SPRINGER-VERLAG · BERLIN · GÖTTINGEN · HEIDELBERG

Leberchirurgie — Grundlagen, Grenzen, Möglichkeiten

Von Professor Dr. KURT STUCKE, Oberarzt der Chirurgischen Universitätsklinik Würzburg. Mit 194 zum Teil farbigen Abbildungen. XI, 305 Seiten Gr.-8°. 1959.

Ganzleinen DM 138,—

Inhaltsübersicht: Vorwort. Allgemeine Betrachtungen zur Leberchirurgie. Renaissance der Leberchirurgie. Physiologie und chirurgische Pathophysiologie der Leber. Spezielle Chirurgie der Leber. Chirurgische Anatomie der Leber. Verletzungen und Rupturen. Resektionen. Chirurgie der örtlichen Hepatopathien, der entzündlichen Erkrankungen, des Echinococcus, des Ikterus, der A. hepatica, der portalen Hypertension, des rechten Subphreniums. Chirurgische Begutachtungsfragen. Schlußbetrachtungen. Literatur zu jedem Abschnitt. Namen- und Sachverzeichnis.

Einführung in die prä- und postoperative Wasser- und Elektrolyttherapie

Von Dr. med. R. DOHRMANN, Oberarzt der Chirurgischen Klinik der Freien Universität Berlin im Städtischen Krankenhaus Westend. Mit 33 Abbildungen. IV, 52 Seiten Gr.-8°. 1959.

Steif geheftet DM 12,80

Inhaltsübersicht: Physiologie: Verteilung und Zusammensetzung der Körperflüssigkeit. Wasser- und Elektrolytbilanz. Wasserstoff-Ionen-Konzentration. Regulation der Mineral- und Wasserausscheidung. Einfluß der Operation auf den Wasser- und Elektrolythaushalt: Bei normalem Operationsverlauf. Bei prä- und postoperativen Komplikationen. Therapie: Infusionstechnik. Wasser- und Elektrolytlösungen. Berechnung des Wasser- und Elektrolytbedarfes. Behandlung bei Sonderfällen. Wasser und Elektrolytbilanz bei extremen Altersgruppen: Im Kindesalter. Bei Greisen. Literatur.